U0307845

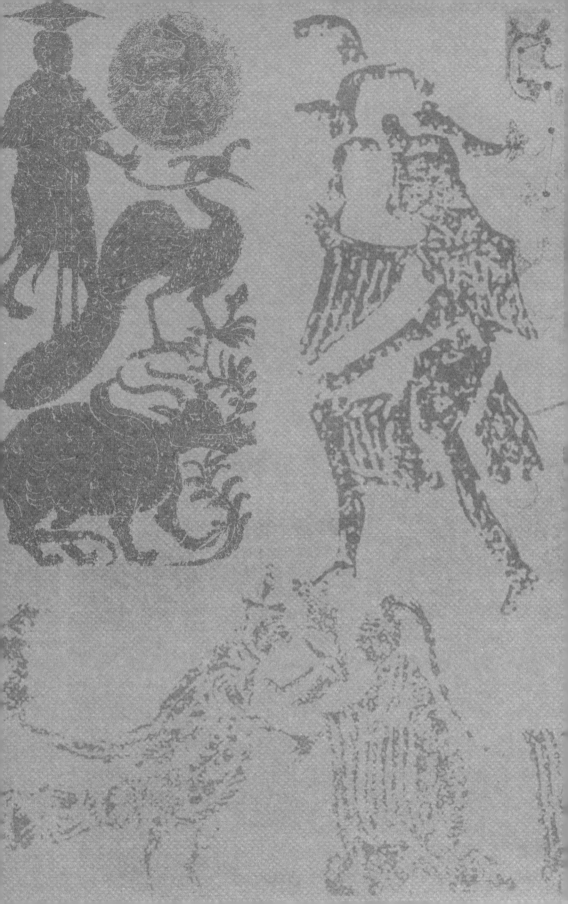

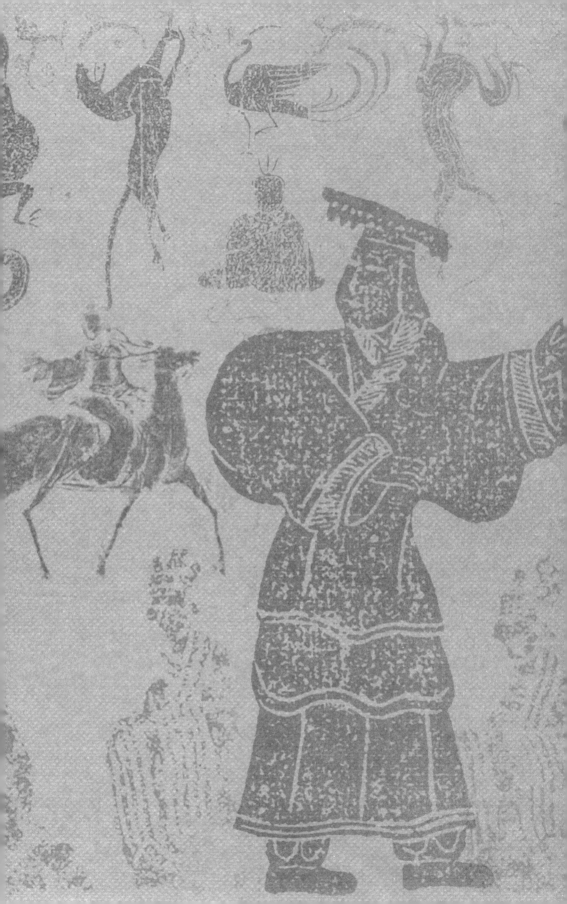

中国古医籍整理丛书

济阴宝筏

清·刘常棐 辑

甘慧娟 校注

中国中医药出版社

·北 京·

图书在版编目（CIP）数据

济阴宝筏/（清）刘常棐辑；甘慧娟校注．—北京：中国中医
药出版社，2015.12

（中国古医籍整理丛书）

ISBN 978 - 7 - 5132 - 2973 - 9

Ⅰ.①济… Ⅱ.①刘… ②甘… Ⅲ.①中医妇产科学 -
中国 - 清代 Ⅳ.①R271

中国版本图书馆 CIP 数据核字（2015）第 289748 号

中国中医药出版社出版
北京市朝阳区北三环东路 28 号易亨大厦 16 层
邮政编码 100013
传真 010 64405750
三河鑫金马印装有限公司印刷
各地新华书店经销

*

开本 710×1000 1/16 印张 22 字数 188 千字
2015 年 12 月第 1 版 2015 年 12 月第 1 次印刷
书 号 ISBN 978 - 7 - 5132 - 2973 - 9

*

定价 59.00 元
网址 www. cptcm. com

国家中医药管理局
中医药古籍保护与利用能力建设项目
组织工作委员会

主 任 委 员 王国强

副 主 任 委 员 王志勇　李大宁

执 行 主 任 委 员 曹洪欣　苏钢强　王国辰　欧阳兵

执行副主任委员 李　昱　武　东　李秀明　张成博

委　　　　员

各省市项目组分管领导和主要专家

（山东省）武继彪　欧阳兵　张成博　贾青顺

（江苏省）吴勉华　周仲瑛　段金廒　胡　烈

（上海市）张怀琼　季　光　严世芸　段逸山

（福建省）阮诗玮　陈立典　李灿东　纪立金

（浙江省）徐伟伟　范永升　柴可群　盛增秀

（陕西省）黄立勋　呼　燕　魏少阳　苏荣彪

（河南省）夏祖昌　刘文第　韩新峰　许敬生

（辽宁省）杨关林　康廷国　石　岩　李德新

（四川省）杨殿兴　梁繁荣　余曙光　张　毅

各项目组负责人

王振国（山东省）　王旭东（江苏省）　张如青（上海市）

李灿东（福建省）　陈勇毅（浙江省）　焦振廉（陕西省）

蔡永敏（河南省）　鞠宝兆（辽宁省）　和中浚（四川省）

前　言

　　中医药古籍是传承中华优秀文化的重要载体，也是中医学传承数千年的知识宝库，凝聚着中华民族特有的精神价值、思维方法、生命理论和医疗经验，不仅对于传承中医学术具有重要的历史价值，更是现代中医药科技创新和学术进步的源头和根基。保护和利用好中医药古籍，是弘扬中国优秀传统文化、传承中医学术的必由之路，事关中医药事业发展全局。

　　1949 年以来，在政府的大力支持和推动下，开展了系统的中医药古籍整理研究。1958 年，国务院科学规划委员会古籍整理出版规划小组在北京成立，负责指导全国的古籍整理出版工作。1982 年，国务院古籍整理出版规划小组召开全国古籍整理出版规划会议，制定了《古籍整理出版规划（1982—1990）》，卫生部先后下达了两批 200 余种中医古籍整理任务，掀起了中医古籍整理研究的新高潮，对中医文化与学术的弘扬、传承和发展，发挥了极其重要的作用，产生了不可估量的深远影响。

　　2007 年《国务院办公厅关于进一步加强古籍保护工作的意见》明确提出进一步加强古籍整理、出版和研究利用，以及

"保护为主、抢救第一、合理利用、加强管理"的方针。2009年《国务院关于扶持和促进中医药事业发展的若干意见》指出，要"开展中医药古籍普查登记，建立综合信息数据库和珍贵古籍名录，加强整理、出版、研究和利用"。《中医药创新发展规划纲要（2006—2020）》强调继承与创新并重，推动中医药传承与创新发展。

2003～2010年，国家财政多次立项支持中国中医科学院开展针对性中医药古籍抢救保护工作，在中国中医科学院图书馆设立全国唯一的行业古籍保护中心，影印抢救濒危珍本、孤本中医古籍1640余种；整理发布《中国中医古籍总目》；遴选351种孤本收入《中医古籍孤本大全》影印出版；开展了海外中医古籍目录调研和孤本回归工作，收集了11个国家和2个地区137个图书馆的240余种书目，基本摸清流失海外的中医古籍现状，确定国内失传的中医药古籍共有220种，复制出版海外所藏中医药古籍133种。2010年，国家财政部、国家中医药管理局设立"中医药古籍保护与利用能力建设项目"，资助整理400余种中医药古籍，并着眼于加强中医药古籍保护和研究机构建设，培养中医古籍整理研究的后备人才，全面提高中医药古籍保护与利用能力。

在此，国家中医药管理局成立了中医药古籍保护和利用专家组和项目办公室，专家组负责项目指导、咨询、质量把关，项目办公室负责实施过程的统筹协调。专家组成员对古籍整理研究具有丰富的经验，有的专家从事古籍整理研究长达70余年，深知中医药古籍整理研究的重要性、艰巨性与复杂性，履行职责认真务实。专家组从书目确定、版本选择、点校、注释等各方面，为项目实施提供了强有力的专业指导。老一辈专家的学术水平和智慧，是项目成功的重要保证。项目承担单位山东中医药大学、南京中医药大学、上海中医药大学、福建中医药大学、浙江省中医药研究院、陕西省中医药研究院、河南省中医药研究院、辽宁中医药大学、成都中医药大学及所在省市中医药管理部门精心组织，充分发挥区域间互补协作的优势，并得到承担项目出版工作的中国中医药出版社大力配合，全面推进中医药古籍保护与利用网络体系的构建和人才队伍建设，使一批有志于中医学术传承与古籍整理工作的人才凝聚在一起，研究队伍日益壮大，研究水平不断提高。

本着"抢救、保护、发掘、利用"的理念，该项目重点选择近60年未曾出版的重要古医籍，综合考虑所选古籍的保护价值、学术价值和实用价值。400余种中医药古籍涵盖了医经、基础理论、诊法、伤寒金匮、温病、本草、方书、内科、外科、女科、儿科、伤科、眼科、咽喉口齿、针灸推拿、养生、医案医话医论、医史、临证综合等门类，跨越唐、宋、金元、明以迄清末。全部古籍均按照项目办公室组织完成的行业标准《中医古籍整理规范》及《中医药古籍整理细则》进行整理校注，绝大多数中医药古籍是第一次校注出版，一批孤本、稿本、抄本更是首次整理面世。对一些重要学术问题的研究成果，则集中收录于各书的"校注说明"或"校注后记"中。

"既出书又出人"是本项目追求的目标。近年来，中医药古籍整理工作形势严峻，老一辈逐渐退出，新一代普遍存在整理研究古籍的经验不足、专业思想不坚定等问题，使中医古籍整理面临人才流失严重、青黄不接的局面。通过本项目实施，搭建平台，完善机制，培养队伍，提升能力，经过近5年的建设，锻炼了一批优秀人才，老中青三代齐聚一堂，有效地稳定了研究队伍，为中医药古籍整理工作的开展和中医文化与学术的传承提供必备的知识和人才储备。

本项目的实施与《中国古医籍整理丛书》的出版，对于加强中医药古籍文献研究队伍建设、建立古籍研究平台，提高古籍整理水平均具有积极的推动作用，对弘扬我国优秀传统文化，推进中医药继承创新，进一步发挥中医药服务民众的养生保健与防病治病作用将产生深远影响。

第九届、第十届全国人大常委会副委员长许嘉璐先生，国家卫生计生委副主任、国家中医药管理局局长、中华中医药学会会长王国强先生，我国著名医史文献专家、中国中医科学院马继兴先生在百忙之中为丛书作序，我们深表敬意和感谢。

由于参与校注整理工作的人员较多，水平不一，诸多方面尚未臻完善，希望专家、读者不吝赐教。

国家中医药管理局中医药古籍保护与利用能力建设项目办公室

二〇一四年十二月

许 序

"中医"之名立，迄今不逾百年，所以冠以"中"字者，以别于"洋"与"西"也。慎思之，明辨之，斯名之出，无奈耳，或亦时人不甘泯没而特标其犹在之举也。

前此，祖传医术（今世方称为"学"）绵延数千载，救民无数；华夏屡遭时疫，皆仰之以度困厄。中华民族之未如印第安遭染殖民者所携疾病而族灭者，中医之功也。

医兴则国兴，国强则医强。百年运衰，岂但国土肢解，五千年文明亦不得全，非遭泯灭，即蒙冤扭曲。西方医学以其捷便速效，始则为传教之利器，继则以"科学"之冕畅行于中华。中医虽为内外所夹击，斥之为蒙昧，为伪医，然四亿同胞衣食不保，得获西医之益者甚寡，中医犹为人民之所赖。虽然，中国医学日益陵替，乃不可免，势使之然也。呜呼！覆巢之下安有完卵？

嗣后，国家新生，中医旋即得以重振，与西医并举，探寻结合之路。今也，中华诸多文化，自民俗、礼仪、工艺、戏曲、历史、文学，以至伦理、信仰，皆渐复起，中国医学之兴乃属必然。

迄今中医犹为国家医疗系统之辅，城市尤甚。何哉？盖一则西医赖声、光、电技术而于20世纪发展极速，中医则难见其进。二则国人惊羡西医之"立竿见影"，遂以为其事事胜于中医。然西医已自觉将入绝境：其若干医法正负效应相若，甚或负远逾于正；研究医理者，渐知人乃一整体，心、身非如中世纪所认定为二对立物，且人体亦非宇宙之中心，仅为其一小单位，与宇宙万象万物息息相关。认识至此，其已向中国医学之理念"靠拢"矣，虽彼未必知中国医学何如也。唯其不知中国医理何如，纯由其实践而有所悟，益以证中国之认识人体不为伪，亦不为玄虚。然国人知此趋向者，几人？

国医欲再现宋明清高峰，成国中主流医学，则一须继承，一须创新。继承则必深研原典，激清汰浊，复吸纳西医及我藏、蒙、维、回、苗、彝诸民族医术之精华；创新之道，在于今之科技，既用其器，亦参照其道，反思己之医理，审问之，笃行之，深化之，普及之，于普及中认知人体及环境古今之异，以建成当代国医理论。欲达于斯境，或需百年欤？予恐西医既已醒悟，若加力吸收中医精粹，促中医西医深度结合，形成21世纪之新医学，届时"制高点"将在何方？国人于此转折之机，能不忧虑而奋力乎？

予所谓深研之原典，非指一二习见之书、千古权威之作；就医界整体言之，所传所承自应为医籍之全部。盖后世名医所著，乃其秉诸前人所述，总结终生行医用药经验所得，自当已成今世、后世之要籍。

盛世修典，信然。盖典籍得修，方可言传言承。虽前此50余载已启医籍整理、出版之役，惜旋即中辍。阅20载再兴整理、出版之潮，世所罕见之要籍千余部陆续问世，洋洋大观。

今复有"中医药古籍保护与利用能力建设"之工程，集九省市专家，历经五载，董理出版自唐迄清医籍，都400余种，凡中医之基础医理、伤寒、温病及各科诊治、医案医话、推拿本草，俱涵盖之。

噫！璐既知此，能不胜其悦乎？汇集刻印医籍，自古有之，然孰与今世之盛且精也！自今而后，中国医家及患者，得览斯典，当于前人益敬而畏之矣。中华民族之屡经灾难而益蕃，乃至未来之永续，端赖之也，自今以往岂可不后出转精乎？典籍既蜂出矣，余则有望于来者。

谨序。

第九届、十届全国人大常委会副委员长

许嘉璐

二〇一四年冬

王 序

中医学是中华民族在长期生产生活实践中，在与疾病作斗争中逐步形成并不断丰富发展的医学科学，是中国古代科学的瑰宝，为中华民族的繁衍昌盛作出了巨大贡献，对世界文明进步产生了积极影响。时至今日，中医学作为我国医学的特色和重要医药卫生资源，与西医学相互补充、相互促进、协调发展，共同担负着维护和促进人民健康的任务，已成为我国医药卫生事业的重要特征和显著优势。

中医药古籍在存世的中华古籍中占有相当重要的比重，不仅是中医学术传承数千年最为重要的知识载体，也是中医为中华民族繁衍昌盛发挥重要作用的历史见证。中医药典籍不仅承载着中医的学术经验，而且蕴含着中华民族优秀的思想文化，凝聚着中华民族的聪明智慧，是祖先留给我们的宝贵物质财富和精神财富。加强对中医药古籍的保护与利用，既是中医学发展的需要，也是传承中华文化的迫切要求，更是历史赋予我们的责任。

2010 年，国家中医药管理局启动了中医药古籍保护与利用能力建设项目。这既是传承中医药的重要工程，也是弘扬优秀民族文化的重要举措，不仅能够全面推进中医药的有效继承和创新发展，为维护人民健康做出贡献，也能够彰显中华民族的璀璨文化，为实现中华民族伟大复兴的中国梦作出贡献。

相信这项工作一定能造福当今，嘉惠后世，福泽绵长。

国家卫生与计划生育委员会副主任

国家中医药管理局局长

中华中医药学会会长

王国强

二〇一四年十二月

马 序

新中国成立以来，党和国家高度重视中医药事业发展，重视古籍的保护、整理和研究工作。自 1958 年始，国务院先后成立了三届古籍整理出版规划小组，分别由齐燕铭、李一氓、匡亚明担任组长，主持制订了《整理和出版古籍十年规划（1962—1972）》《古籍整理出版规划（1982—1990）》《中国古籍整理出版十年规划和"八五"计划（1991—2000）》等，而第三次规划中医药古籍整理即纳入其中。1982 年 9 月，卫生部下发《1982—1990 年中医古籍整理出版规划》，1983 年 1 月，中医古籍整理出版办公室正式成立，保证了中医古籍整理出版规划的实施。2002 年 2 月，《国家古籍整理出版"十五"（2001—2005）重点规划》经新闻出版署和全国古籍整理出版规划领导小组批准，颁布实施。其后，又陆续制定了国家古籍整理出版"十一五"和"十二五"重点规划。国家财政多次立项支持中国中医科学院开展针对性中医药古籍抢救保护工作，文化部在中国中医科学院图书馆专门设立全国唯一的行业古籍保护中心，国家先后投入中医药古籍保护专项经费超过 3000 万元，影印抢救濒危珍、善、孤本中医古籍 1640 余种，开展了海外中医古籍目录调研和孤本回归工作。2010 年，国家财政部、国家中医药管理局安排国家公共卫生专项资金，设立了"中医药古籍保护与利用能力建设项目"，这是继 1982～1986 年第一批、第二批重要中医药古籍整理之后的又一次大规模古籍整理工程，重点整理新中国成立后未曾出版的重要古籍，目标是形成并普及规范的通行本、传世本。

为保证项目的顺利实施，项目组特别成立了专家组，承担咨询和技术指导，以及古籍出版之前的审定工作。专家组中的许多成员虽逾古稀之年，但老骥伏枥，孜孜不倦，不仅对项目进行宏观指导和质量把关，更重要的是通过古籍整理，以老带新，言传身教，培养一批中医药古籍整理研究的后备人才，促进了中医药古籍保护和研究机构建设，全面提升了我国中医药古籍保护与利用能力。

作为项目组顾问之一，我深感中医药古籍保护、抢救与整理工作的重要性和紧迫性，也深知传承中医药古籍整理经验任重而道远。令人欣慰的是，在项目实施过程中，我看到了老中青三代的紧密衔接，看到了大家的坚持和努力，看到了年轻一代的成长。相信中医药古籍整理工作的将来会越来越好，中医药学的发展会越来越好。

欣喜之余，以是为序。

中国中医科学院研究员

马继兴

二〇一四年十二月

校注说明

《济阴宝筏》，清代医家刘常棐辑。刘常棐，字惇五，号云溪，山西襄汾汾城人，生平事迹不详。从他的自序来看，可知生于清乾隆年间，其伯父尚玉精通医术，他随侍其旁，常得口授，久之能熟记临证诸方，在治疗妇科疾病时，疗效不太确切，因此博涉方书，尤其是妇科善本，后得薛立斋校注《妇人大全良方》，因其按方临证，尚有未合，于是为之删繁补略，兼参精论、验方，成《济阴宝筏》一书。并于清嘉庆十七年（1812）刊刻行世。

其书多引用《薛氏医案》，兼采集各家名案，参以自己医案，将治本方剂单独列出，治标方剂列于各病条目下。《济阴宝筏》虽无创见，但其采辑前辈时贤的医论及医案，对于推动妇科学的发展与普及有所帮助。本次整理以藏于中国科学院国家科学图书馆的清嘉庆十七年壬申（1812）先德堂刻本作为底本，以《薛氏医案》《绛雪园古方选注》《医学心法》《医方集解》等医书为他校本，进行校勘整理。校勘原则如下：

1. 采用现代标点方法对原书进行句读。

2. 全书统一使用简体横排，书中表示上文的"右"统一改为"上"，不出校记。

3. 原书目录首页及每卷前标识"云溪刘常棐惇五编辑"字样，今一并删去，并据正文订正目录。

4. 凡底本中错字、别字属笔画之误，如日、曰混淆，己、巳不分，则径改，不出校记。

5. 底本中的异体字、俗字，统一以规范简体字律齐，不出校记。古体字以今字律齐，对腧、俞及炙、灸按今义书写，以免引起歧义。通假字则首见处出注。

6. 底本中药名、穴名使用音同音近字，若不影响释名，不影响使用习惯，以规范名律之，不出校。如"罂粟壳"改为"罂粟壳"、"班猫"改为"斑蝥"、"肩禺"改为"肩髃"等。

7. 底本中避讳字径改，不出校记。如"元"改为"玄"。

8. 对个别冷僻字词加以注音和解释。

9. 底本有脱文，以虚阙号"□"按所脱字数补入。

序

　　昔先伯尚玉公好医，究心《素问》《难经》，旁及仲景、东垣、河间、立斋各心法，应手奏效，造庐请者无虚日。时余方就童子试，先伯每呼余就坐，谈今日所医何症，所处何方，几无虚日。以故余未阅方书，而《伤寒论》之一百一十三方，并《肘后》诸方已大半记忆。庚子丁，先君文林公艰①，游学太谷②珮中任先生之门。时先生方得咯血症，诸医弗效。余技痒欲试，诊脉立方，旬日而愈。同砚友咸谓余能医，拒请，弗获。始于肄业之余，研究仲景《伤寒论》、东垣《十书》，而以治妇女多，有验，有不验。窃又自疑，宁治十男子，不治一妇人，理或然与？因博涉方书，求妇科专门善本，竟不可得；及后究心《薛立斋医案》，有注释陈良甫《妇人良方》，凡妇女病症，条分缕析，颇为详尽。至按方临症，尚多未合。因手自抄录，并其繁复，补其阙略，兼采集各家精议、奇验诸方，附入各门条下，以为家藏善本，盖距今二十余年矣。兹岁二月，值善刻葛君希龄云近少专刻，次子嘉会请曰：家藏妇科抄本，曷付诸梓，以公同好。余曰：采辑众论，何堪问世？既而思之，即以此举为不负先伯尚玉公口授之意，亦可也。因颜曰《济阴宝筏》。愿以质③诸高明之业医者。

　　　时大清嘉庆十六年小阳月望后二日云溪刘常棐题于隅园之松竹轩

---

① 艰：此指父母之丧。
② 太谷：指太谷县，位于山西省晋中盆地东北部。
③ 质：就正。

凡　例

　　——治病有标有本，治标方药尽附各门各案下，至于治本之方，如六味丸、八味丸、补中益气汤、归脾汤、六君子、四君子等汤，另立方论，编为上下卷，既便于查阅，亦免重见叠出也。

　　——仙丹妙剂、古传名方不可胜纪，如还少丹、左归、右归、鹿茸等丸，男妇皆可通用。兹集专门妇科对症用药，即方论所载，亦属本集各案必用之方。若平素用补，有益无损之方，概略而不载，恐载之不胜载也。

　　——各门各案下附应用之方，亦有移此可以治彼，移彼可以治此，参互考证，神而明之，存乎其人，兹因集隘特为一隅之举耳。

　　——妇人妊娠产后杂症，本不同于平素杂症治法。故同一中风也，妊娠有之，产后亦有之，治法既异，自不嫌于复见。

　　——治验各案以薛立斋先生为主，有采集名案必注明某氏，示无掩也。间有窃附愚意，以愚按别之，有窃附愚治验，以云溪低一格以分之。

目 录

卷十六 疮疡门

方论上卷

四君子汤

人参　白术　茯苓二钱　炙甘草一钱

上方加四物汤，地黄、当归、川芎、白芍，名八珍汤；加陈皮、半夏，名六君子汤；加川芎、当归、黄芪、柴胡、丹皮，名益脾清肝饮。

王晋三[1]曰：汤以君子名，功专健脾和胃，以受水谷之精气，而输布于四脏，一如君子有成人之德也。入太阴、阳明二经，然其主治在脾，故药品分两皆用偶数。白术健脾阳，复人参保脾阴，炙草和胃阴，复茯苓通胃肠，大枣悦脾，生姜通胃，理运阴阳，刚柔相济，诚为生化良方。加广皮、半夏名六君子，不特为脾经治痰，而半夏入胃，有交通上下阴阳之神妙。

十全大补汤

人参　白术土炒　茯苓二钱　炙草一钱　当归三钱　川芎一钱　白芍二钱　地黄三钱　黄芪　肉桂一钱

水二钟，煎八分，食远服。

---

[1]　王晋三：本名王子接，清代医学家，著有《绛雪园古方选注》《得宜本草》等。

王晋三曰：四君、四物，加黄芪、肉桂，是刚柔复法。盖脾为柔脏，制以四君刚药，恐过刚损柔，乃复黄芪维持柔气。肝为刚脏，制以四物柔药，恐过柔损刚，乃复肉桂回护刚气，调剂周密，是谓十全。独补肝脾而曰大者，《太阴阳明论》云：脾脏者，常著胃土之精者也，生万物而法天地，为后天立命之本。肝虽母脏而位卑，不使其有虚实乘胜之患，故必补益之中仍寓刚柔互制之法，俾肝和脾健，中宫生化不息，一如天地位而万物育，故曰大补。

归 脾 汤

归身　远志一钱，去心，炒　枣仁炒研　茯神二钱　木香五分　人参　黄芪　白术二钱　甘草五分　圆眼七枚　大枣二枚　生姜三片

上方加丹皮、山栀，名加味归脾汤。

王晋三曰：归脾者，调四脏之神志魂魄，皆归向于脾也。盖五味入胃，必藉脾与胃行其津液，以转输于四脏，而四脏亦必先承顺乎脾，而为气化流行之根本。假如土者，生万物而法天地，为博厚之体，然无水则燥，无火则滥，无木则实，无金则死。《阴符经》曰：生者死之根，死者生之根也。参、术、神、草四君子以健脾胃，佐以木香醒脾气，桂圆和脾血，先为调剂中州；复以黄芪走肺固魄，枣仁走心敛神，安固膈上二脏；当归入肝，芳以悦其

魂，远志入肾，辛以通其志，通调膈下二脏。四脏安和，其神志魂魄自然归向于脾，而脾亦能受水谷之气，灌溉四旁，荣养气血矣。独是药性各走一脏，足经方杂用手经药者，以黄芪与当归，枣仁与远志，有相须之理，且黄芪味入脾而气走肺，枣仁味入肝而色走心，故借用不悖。四君子汤用茯苓改用茯神者，以苓为死气，而神得松之生气耳。

高鼓峰曰：心火衰甚，不能生土，以致土困金败，外兼咳嗽、吐痰、寒热往来、盗汗，急以此方去木香，加白芍以治之，凡见脾胃衰弱，饮食不思，大便泄泻，总属君火不旺所致，此补本法也。凡各种虚症，补中益气汤所不效者，投以此方。若加酒炒白芍、五味子，以敛其心气，奏效更神也。

补中益气汤

人参　白术　黄芪　当归　柴胡　升麻　陈皮　甘草
大枣　生姜

上方加白芍、五味，名调中益气汤；去当归、白术、陈皮，加白芍、五味，名人参益气汤；去柴胡，加茯苓、五味，名参芪补脾汤。

王晋三曰：气者，专言后天之气，出于胃，即所谓清气、卫气、谷气、营气、运气、生气、阳气、春升之气、后天三焦之气也。分而言之则异，其实一也。东垣以后天立论，从《内经》劳者温之，损者益之。故以辛甘温之剂，温足太阴、厥阴，升足少阳、阳明。黄芪、当归和营气以畅阳，佐柴胡引少阳清气从左出阴之阳，人参、白术实卫气以填中，佐升麻引春升之气从下而上达阳明，陈皮运卫气，甘草和营气。原其方不特重参、芪、归、术温补肝脾，义在升麻、柴胡升举清阳之气，转运中州，故不仅名补中，而复申之曰益气。

高鼓峰[1]曰：凡六经内伤、外感及暑月劳倦发热，或汗出不止，但用本方加白芍一钱。痢疾腹痛已除，泻犹未止，是脾气下陷也，加酒炒白芍三钱。疟疾发久，形体尪赢[2]，无论六经，皆当加半夏一钱合六君意也。即有外感，不过加黄芩一钱则又合小柴胡矣。凡妇女胎前气虚，以致胎动不安、小产、崩漏或产后血虚发热，但加酒炒白芍二钱。此方凡属中宫虚损、病后失调，无不相宜。倪氏曰：七情内伤，脾胃先病，治先补土，此方是也。

人参养荣汤

人参　白术一钱　茯苓七分　广皮　甘草炙，一钱　熟地七分　当归一钱　白芍钱半　黄芪　肉桂一钱　远志五分五味子七分　大枣　生姜

---

① 高鼓峰：本名斗魁，字旦中，清代医学家。著有《医家心法》《四明医案》等。

② 尪（wāng 枉）赢：瘦弱。

王晋三曰：养营者，调养营气循卫而行，不使其行之度数疾于卫也。故于十全大补汤中减川芎行血之品，独用血分填补收敛之药，则营行之度缓于气分，药中加广皮行气之品，则卫行之度速。观其一减一加，便能调平营卫，使其行度不愆。复远志、五味者，经言：营出中焦，心经主之。以远志通肾，使阴精上奉于心，佐以五味收摄神明，一通一敛，则营有所主而长养矣。

高鼓峰曰：凡属大虚症，勿论其脉与病，但服此方，诸症悉退，此十全大补汤对子也。十全大补，但分气血，此则五脏皆补，无乎不到。虚寒甚者，常加附子以治之，三阴疟更妙。

逍 遥 散

柴胡　当归　白芍　白术　茯苓　甘草　加煨姜、薄荷，煎。

上方加熟地，名黑逍遥散；加丹皮、山栀，名加味逍遥散；加人参，名柴芍参苓散；加大力子、川芎、丹皮、山栀，名栀子清肝散；加蔓荆子、川芎、丹皮、山栀，名当归川芎散；加熟地、川芎、丹皮、钩藤、秦艽，名秦艽地黄汤；加木瓜、米仁、熟地、川芎、山栀、胆草，名清肝养荣汤。

《医贯》曰：古方逍遥散，柴胡、薄荷、当归、白芍、陈皮、甘草、白术、茯神，其加味者，则丹皮、栀子。余以山栀屈曲下行泄水，改用吴茱炒连。其论五郁曰：东方先生木，木者，生生之气，即火气也，火附木中，木郁则火亦郁矣，火郁则土郁，则金郁，则水郁，五行相因，自然之理也。余以一方治木郁，而诸郁皆愈，逍遥散是也。方中柴胡、薄荷二味最妙，盖胆乃甲木少阳之气，其气柔嫩象草，穿地而未伸，此时若被寒风一郁，即软萎遏抑，不能上伸，不上伸则下克脾木，而金水并病矣，惟得温风一吹，郁气始得畅达也。盖木喜风摇，寒即摧萎，温即发生。柴胡、薄荷辛能发散，温能入少阳，古人立方之妙如此。其甚者，方中加吴茱炒连，即左金丸，黄连清心火，吴茱气躁①，肝气亦②躁，同气相求，以平肝木，木平则不生心火，火不刑金，而金能制木，不直伐木，而佐金以制木，此左金所以得名也。此法之巧者，然犹未也，继用六味地黄加柴胡、白芍以滋肾水，俾能生木。逍遥散，风以散之也，地黄饮，雨以润之也，木有不得其天者乎？此法一立，木火之郁既舒，木不下克土，土亦得滋润，无燥熇之患，金水自能相生。余谓一法可通五法者，如此推而广之，凡寒热往来、恶寒、恶热、呕吐、吞酸、嘈杂、胸痛、胁痛、小腹膨胀、头晕、盗汗、黄疸、瘟疫、疝气、飧泄等症，皆对症之方。推之伤寒、伤风、伤湿，除直中外，凡外感者，皆作郁看，以逍遥散加减出入，无不奏

① 躁：通"燥"。《释名·释言语》："躁，燥也。"
② 亦：原作"三"，据文义改。

效，如小柴胡汤、四逆散、羌活汤大同小异，然不若此方之响应也。倘一服即怠，少顷即发，或频发而愈甚，此必下寒上热之假症，此汤不可复投。当故用温补之剂，如阳虚以四君子加温热药，阴虚以六味汤加温热药，元机之士，不须余赘矣。

二 陈 汤

半夏二钱，姜矾制　陈皮一钱，去白　白茯苓一钱　甘草五分

上姜水煎。

王晋三曰：二陈汤，古之祖方也。汪讱庵谓其专走脾胃二经，豁痰去湿。余细绎之，其功在利三焦之窍，通经隧之壅，而痰饮自化，非劫痰也。观《内经》有饮字，而无痰字，两汉以前谓之淡饮，至仲景始分痰饮，义可知矣。因其通利无形之气，古人警戒橘皮、半夏必以陈者为良，恐燥散之性能伤正气耳，故汤即以二陈名。若云劫痰，正当以大辛大散开辟浊阴，何反惧其太过耶？再使以甘草，缓而行之，益见其不欲伤气之意。

平 胃 散

茅山苍术去粗皮，米泔浸，五两　紫厚朴去皮，姜汁炒，三两二钱　广陈皮三两二钱，去白　炙甘草二两

上姜枣引，将药为末，同煎，每服二钱。

王晋三曰：胃为水土之脏，长生于申。水谷之入于胃也，分为三隧，其糟粕一隧下入小肠，传于大肠，全赖燥火二气变化传送。若火不温而金不燥，失其长生之气，上虽有心阳以扶土，而下焦川渎失利，则胃中泛滥而成卑湿之土，为湿满，为濡泻。治以苍术辛温助胃行湿，升发谷气，厚朴苦温辟阴去浊，温胃渗湿，甘草调和小肠，橘红通理大肠。胃气安常，大小肠处顺，故曰平胃。相传出自龙宫禁方，俟君子正之。

理 中 汤

人参　白术土炒　干姜　甘草炙

上方加附子，名附子理中汤。

王晋三曰：理中焦之气，以交于阴阳也。上焦属阳，下焦属阴，而中焦则为阴阳相偶之处。仲景立论，中焦热则主五苓以治太阳，中焦寒则主理中以治太阴。治阳用散，治阴用丸，皆不及于汤，恐汤性易输易化，无留恋之能，少致和之功耳。人参、甘草甘以和阴也，白术、干姜辛以和阳也，辛甘相辅以处中，则阴阳自然和顺矣。

生 脉 散

人参五钱　麦门冬三钱　五味子三钱

王晋三曰：凡曰散者，留药于胃，徐行其性也。脉者，主于心而发原于肺，然脉中之气所赖以生者，尤必资藉于肾阴，故《内经》言：君火之下，阴精承之也。麦冬清肺经治节之司，五味收先天癸水之原，人参引领麦冬、五味都气于三焦，归于肺而朝百脉，犹天之云雾清①，白露降，故曰生脉。

旋覆花汤

旋覆花三两　葱十四茎　新绛尺许

上以水三升，煮取一升，顿服。

王晋三曰：旋覆花汤，通剂也。治半产漏下，乃通因通用法。仲景云：妇人三十六病，千变万端，无不因虚、积冷、结气三者而成。故用旋覆花散结气，通血脉，全用葱之青白，开积冷，安胎气，佐以茧丝补脾气，绛乃红蓝花染就，并得乌梅、黄柏之监制，则通血脉之中，仍有收摄之妙。余因其义，采用新绛和血，青葱管利气，再复理气血之品，配合成方，移治郁结伤中、胸胁疼痛等症，屡有殊功，并识之。

定　岩　散

猵鼠粪三钱，去两头尖　土楝实三钱，经霜有核者佳，不用川楝　露蜂房三钱

上煅存性，各取净末三钱，和匀，每服三钱，酒下，

---

① 清：原作"精"，据《绛雪园古方选注》中卷改。

间两日一服。

王晋三曰：定，止也，溃岩服之，痛定而烂止也。鼹鼠粪性主走阴，专入厥阴血分，通经下乳。楝实用土者，取其微苦力薄，走中焦乳间泄热，不似川楝力厚，直行下焦。露蜂房入阳明经，驱肝经风毒犯胃，有收敛之性，凡外疡之毒根在脏腑者，非此不愈。故乳岩溃烂经年，仅存内膜者，服之痛止脓干，收敛合口。此方传自江西，允称神异。

安胎饮子

建莲子去心，三钱　台州青苎三钱，洗去胶　白糯米三钱

上用水一钟，煎五分，每日侵晨服，自怀妊两月服起，至六个月，无堕胎之虞。

王晋三曰：小产由于房劳伤损足三阴，肾伤则精气不固，肝伤则血热妄行，脾伤则胎元自堕。建莲子清君相之火而能固涩真气；台州青苎利小便而通子户，清淫欲之瘀热；糯米补益脾阴，能实阳明空窍，使肝气不妄动而胎气自安。以五谷果实为方，诚为王道之剂。

达　生　散

人参　白术一钱，炒　甘草二钱，炙①　广皮　当归　白芍　紫苏一钱　大腹皮三钱　青葱五叶　黄杨嫩头七个

---

① 炙：原作"制"，据本篇下文方义改。

上水煎，随时服。

王晋三曰：《葩经》① 注云：达，小羊也。羊子易生，无留难也。昔湖阳公主体肥难产，方士进瘦胎饮有验，后人因之变方甚多。然于药品中和，肥瘦之体皆可服者，莫若丹溪制此方。人参、白术、炙草补正气，陈皮、腹皮疏气中之滞，当归、白芍调营血，紫苏、青葱通血中之壅，补泻合宜，气血条畅，自无难产之患。加黄杨嫩头，其树闰年不长，取其知止，催其产也。

千金神造汤

蟹爪一升　　生甘草二尺　　阿胶三两

上煎药作东向灶炊，以苇薪煮之，东流水一斗，煮至二升，滤去滓，入真阿胶令烊，顿服，或分二服。若人昏不能服者，灌入即活。

王晋三曰：神造者，制方之妙，一如神仙所造也。蟹爪尖专下死胎，甘草奠安中气，不使尸气土乘，阿胶滑利前阴。分两用一二三者，取数之顺。衡以升尺戥者，取器之动。灶向东取生气，炊以苇薪取轻脱。若双胎一死一生者，蟹爪又安生胎，阿胶专于育神，甘草培植生气，服之令死者出，生者安，真神品也。

---

①　葩经：即《诗经》。唐代韩愈的《进学解》："《诗》正而葩。"后称《诗经》为《葩经》。

清燥救肺汤

经霜桑叶三钱，去筋　杏仁七分，去皮尖，炒黄　麦门冬一钱二分，去心　石膏二钱五分　人参七分　阿胶八分　胡麻仁一钱，炒　甘草一钱　枇杷叶一片，去毛筋

王晋三曰：燥曰清者，伤于天之燥气，当清以化之，非比内伤血燥，宜于润也。肺曰救者，燥从金化，最易自戕肺气。经言：秋伤于燥，上逆而咳，发为痿厥。肺为娇脏，不容缓图，故曰救。石膏之辛，麦冬之甘，杏仁之苦，肃清肺经之气，人参、甘草生津①补土，培肺之母气，桑叶入肺走肾，枇杷叶入肝走肺，清西方之燥，泻东方之实，阿胶、胡麻色黑入肾，壮生水之源，虽亢火害金，水得承而制之，则肺之清气肃而治节行，尚何有喘呕痿厥之患哉？若夫经言燥病，治以苦温，佐以酸辛者，此言初伤于燥，肺金之下，未有火气乘胜者也。嘉言喻子论燥极而立此方，可谓补轩岐之不及。

---

① 津：原作"金"，据《绛雪园古方选注》中卷改。

方论下卷

六味地黄丸

熟地八两　山萸四两，去核　山药四两　泽泻三两　丹皮三两　茯苓三两

上法制，共捣烂，烘燥入磨为末，炼蜜丸梧子大，每服七八十丸，空心淡盐汤下，冬用酒下。

王晋三曰：六味者，苦、酸、甘、咸、辛、淡也。《阴阳应象论》曰：精不足者，补之以味。五脏之精皆赖肾气闭藏，故以地黄名其丸。地黄味苦入肾，固封蛰之本，泽泻味咸入膀胱，开气化之源，二者补少阴太阳之精也。萸肉味酸入肝，补罢极之劳，丹皮味辛入胆，清中正之气，二者补厥阴少阳之精也。山药味甘入脾，健消运之机，茯苓味淡入胃，利入出之器，二者补太阴阳明之精也。足经道远，故制以大；足经在下，故治以偶。钱仲阳以肾气丸裁去桂、附，治小儿纯阳之体，始名六味。后世以六味加桂，名七味，再加附子，名八味，方义昧矣。

八味地黄丸

熟地八两　山萸肉四两　山药四两　泽泻三两　丹皮三两　白茯苓三两　肉桂一两　熟川附子一两

上为末，炼蜜丸梧子大，每服五七十丸，空心淡盐汤送或临卧温酒下，每服当以美膳压之。前方加牛膝、车前子即金匮肾气丸①。

王晋三曰：肾气丸者，纳气归肾也。地黄、萸肉、山药补足三阴经，泽泻、丹皮、茯苓补足三阳经。脏者，藏精气而不泄，以填塞浊阴为补；腑者，如府库之出入，以通利清阳为补。复以肉桂从少阳纳气归肝，复以附子从太阳纳气归肾。金匮再复以牛膝导引入肝，车前导引入肾，分头导纳，丝丝不乱。独取名肾气者，虽曰乙癸同源，意尤重于肾也。

天王补心丹

人参五钱　当归一两　柏子仁一两　丹参五钱　茯神五钱枣仁一两　天门冬一两　麦冬一两　五味一两　生地四两　元参五钱　远志肉五钱　桔梗五钱

上法制为末，蜜丸弹子大，朱砂为衣，灯心汤服一丸或嚼化。

王晋三曰：补心者，补心之用也。心藏神，而神之所用者，魂、魄、意、智、精与志也，补其用而心能任物矣。《本神篇》曰：随神往来者谓之魂，当归、柏子仁、丹参流动之药以悦其魂；心之所忆谓之意，人参、茯神调

----

① 金匮肾气丸：据药物组成，应作"济生肾气丸"。出自宋代《济生方》卷四。

中之药以存其意；因思虑而处物谓之智，以枣仁静招乎动而益其智；并精出入者谓之魄，以天冬、麦冬、五味子宁静之药而安其魄；生之来谓之精，以生地、元参填下之药定其精；意之所存谓之志，以远志、桔梗动生于静而通其志。若是，则神之阳动而生魂，魂之生而为意，意交于外而智生焉；神之阴静而生魄，魄之生而为精，精定于中而志生焉，神之为用不穷矣，故曰补心。

四 神 丸

补骨脂四两　肉豆蔻二两　吴茱萸一两　五味子三两

上为末，用大枣百枚，生姜八两，切片，同煮。枣烂，去姜，取枣捣丸，每服二钱，临卧盐汤送下。

王晋三曰：四神者，四种之药，治肾泄有神功也。补骨脂通癸水之真阳，肉豆蔻保戊土之真气，俾戊癸化火以运谷气，吴茱萸远肝邪而散虚寒，五味摄肾气而固真阴，姜、枣和营卫，辛酸相辅，助阳强阴，则肾关自健固矣。

木香硇砂煎丸

木香一分　硇砂醋内化，滤净，炒，五钱　京三棱生用，一分　巴豆去膜，勿去油，研，一分　大黄炮，一分　蓬莪术炮，一分　青皮汤浸，去白，焙，一分　干姜炮，一分　肉桂去粗皮，一分　附子炮制，去皮脐，一分　干漆炒烟出，一分　松墨一指大，研上十二味，将京三棱、巴豆、大黄三味各捣研为末，同置银石器内，用醋一升，煎一两沸，次入硇砂同熬成膏收，将诸药捣为末，以前四味膏和成剂，杵千下，为丸如绿豆大，每服五丸，炒生姜汤下。结聚腹内气块痛，干姜汤或橘皮汤下；若面黏食成癥，煮面汤下；牛羊鳖肉成癥，各用本肉淡汁下；妇人诸般血癥，当归酒下。如要宣转，茶清下，加至七丸，小儿三丸。

王晋三曰：硇砂方出自唐宋，癥癖痃疾推之不移者，非此不化。木香专走三焦，硇砂亦能化三焦之痃疾，故方名并称之。三棱破血中之气，昔有五色癥块为刀柄，遇棱化水，《夷坚志》所载甚悉。巴豆走气溃坚，大黄入血攻积，时珍谓其同用泻人反缓。此先以醋煎三味，次入硇砂成膏，亦使猛锐之力徐行耳。蓬莪术与三棱相须，破气中之血，青皮助肝疏泄，干姜、肉桂、附子通三焦之阳，干漆性急飞窜，松墨性轻健捷，诸药止用一分者，仅取其引经报使，通阳入阴，捷如影响，佐硇砂成化癥之功。

左　金　丸

吴茱萸_{去闭口，盐水浸一伏，一两}　川黄连_{盐水炒，六两}

上为末，水法为丸，或粥糊丸，每服三十丸，开水送。

王晋三曰：经脉循行，左升右降，药用苦辛肃降，行于升道，故曰左金。吴茱萸入肝散气，降下甚捷，川黄连苦燥胃中之湿，寒胜胃中之热，脏恶热而用热，腑恶寒而用寒，是谓反治乃损其气以泄降之，七损之法也。当知可以治实，不可以治虚，若勿论虚实而用之，则误矣。

白蔹丸

白蔹八两　狗脊劁①去毛，一两　鹿茸酒蒸，焙，二两

上为细末，用艾煎，醋汁打糯米糊丸，如梧子大，每服五十丸，空心温酒送下。

王晋三曰：室女冲任虚寒，及嫁，房劳带下，阴中肿痛，阳虚之体而得火证，当以白蔹杀火消肿为要，故名白蔹丸。佐以狗脊疗伤，中通关节，仍主以鹿茸保护督脉之阳，以安冲任固本治标，功称媲美。

疏肝清胃丸

夏枯草　蒲公英　金银花　漏芦　橘叶　甘菊　猺鼠粪　紫花地丁　贝母　连翘　白芷　山慈菇　瓜蒌实　炙甘草　广陈皮　茜根　乳香　没药

上法制，等分为末，另用夏枯草煎膏为丸，每服五钱，开水送。

王晋三曰：乳岩发于乳中，按《胃经循乳穴歌》云：乳中正在乳头心，次有乳根出乳下。又《肝经循乳穴歌》

---

① 劁（qiān 千）：切割。

云：循本经之章门，至期门之所，挟胃属肝。故前贤皆以忧思郁怒，积气于肝胃两经，而成乳岩。第方书治法虽多，不失之峻补，则失之峻攻，惟仲醇制疏肝清胃丸虽平淡无奇，却有深中肯綮之妙。夏枯草入厥阴，解郁热，散结气。蒲公英一名黄花地丁，入阳明，散热毒，消痈肿，二味为君。金银花入阳明，散热消乳肿，甘菊清风热，益肝阴，鼠粪入阴解热，紫花地丁透乳消肿，茜根行血通经，贝母开郁结，消乳痈。凡此六者，皆入肝经。连翘清客热，消肿毒，白芷散血热，攻乳癖，山慈菇攻毒散结，瓜蒌实降火涤痰，甘草和胃消痈，陈皮和胃破结。凡此六者，皆入胃经。共十二味为佐。乳香活血，没药散血，皆能止痛消肿，二味为使。再复以夏枯草煎膏为丸者，其义重在通阳化阴，流通血脉，乳癖自散。实遵经言肝欲散、胃喜通之旨。较之世人以乳痈为实，乳岩为虚，泥于参、术以滞其气者，其用意远矣。

坎炁① 丹

坎炁二十四条，男者良　　人乳粉二两四钱　　人参二两　　枸杞子四两　　熟地八两，砂仁一两半、陈煮酒八两制，久晒者良

上法制，烘燥，入磨为末，用酒酿四两，白蜜四两，同炼捣为丸，每服五钱，清米饮送。

---

① 坎炁（qì气）：脐带。

王晋三曰：坎再索而得中男，在人为肾中之阳，阳险乎中，得子非易。若少阴男人，耳薄鼻尖，毛悴精寒者，尤难种子。《易》曰：有孚维心，亨行有尚，必得少女之心，有孚于夫，刚中得正，孕虽险亦可求得男，承上文说言乎兑之义。《易》曰：劳乎坎者，肾虽为作强之官，阳陷而险，更当慰劳肾中之阳，乃能刚中而不失其孚，宜服坎炁丹。坎炁、人乳补先天之正气，熟地、人参、枸杞填补足三阴经，丸以酒酿、白蜜酝酿之品，而成化育之功。

加味香附丸

金华香附一斤，四两煮酒，浸两宿，捣碎焙干，磨为末；四两米醋浸，同上法；四两童便浸，同上法；四两用炒山栀四两煎浓汁，去滓，入香附浸，同上法　泽兰净叶，六两，酒洗　海螵蛸六两，捣稍碎，炒　当归四两，酒洗　川芎二两　白芍四两，酒炒　怀熟地八两，捣膏，焙干

上为末，用浮小麦粉、酒、醋、水打糊为丸，如绿豆大，每日早晚服两次，忌食莱菔及牛肉、生冷。

王晋三曰：震，阳也，其动也厉；巽，阴也，其正也贞。巽阴从阳，非泛从也，阴不失柔顺从容中正之道，乃能洁齐乎阳。若女子经水不调，赤白带下，腹寒胞闭，梦与鬼交，有绝产十二症者，半属奇经，半属肝虚，即不能

从阳得子，宜服香附丸。以四物和肝之阴阳，乌鲗骨治使内①肝伤，泽兰调病伤八脉，任通冲盛，精气溢泻，自能有子。

聚 精 丸

黄鱼鳔一斤，切碎，蛤粉炒　沙苑蒺藜八两，马乳浸，隔汤蒸一炷香

上为末，炼蜜丸，每服八十丸，白汤下。

王晋三曰：震一索而得长男，长男，盛阳也。震始于寅，在人属少阳，初关精气，动念在兹，有勇猛精进之体，用齐乎巽阴，相见乎离，得虚灵不昧之性，自然得子成男。若少阳男人，头小面长，目大无须，爪枯胫细，平素胆精不足，不能会合肾精者，其何以有子。宜服聚精丸积精全神。积精者，肾藏精三合，胆藏精三合，两精摩荡而生神也。黄鱼鳔甘咸入少阴，和血固精，沙苑蒺藜辛甘入少阳，利窍益精，俾精聚气全，使内之时，女妻有震虩②喜悦之象，则知巽阴洁齐而得孕矣。

---

① 使内：指房中术。
② 震虩（xì隙）：此指震动剧烈。虩：恐惧。

卷一　调经门

调经总论

　　岐伯曰：女子七岁，肾气盛，齿更发长；二七而天癸至，任脉通，太冲脉盛，月事以时下。天，谓天真之气，癸，谓壬癸之水，故云天癸也。盖男子为阳，阳中必有阴，阴中之数八，故一八而阳精升，二八而阳精溢。女子为阴，阴中必有阳，阳中之数七，故一七而阴血升，二七而阴血溢。皆饮食五味之实秀也。方其升也，智虑开明，齿牙更始，发黄者黑，筋弱者强。暨其溢也，凡充身体手足耳目之余，虽针芥之历，无有不下。凡子形肖父母者，以其精血尝于父母之身，无所不历也。是以父一肢废，则子一肢不肖其父，母一目亏，则子一目不肖其母。然雌鸟牝兽无天癸而成胎，何也？鸟兽精血，往来尾间也。精未通而御女以通其精，则五体有不满之处，异日有难状之疾。阴已痿而思色以降其精，则精不出而内败，小便涩而为淋。精以①耗而复竭之，则大小便牵痛，愈痛则愈便，愈便则愈痛。女人天癸既至，逾十年无男子则不调，未逾十年思男子亦不调。不调则旧血不出，新血误行，或渍而

---

① 以：通"已"。《正字通·人部》："以，与已同。"

入骨，或变而为肿，后虽合而难子，合多则沥枯。虚人产众则血枯杀人，观其精血，思过半矣。

薛立斋云：血者，水谷之精气也，和调五脏，洒陈六腑，在男子则化为精，在妇人上为乳汁，下为血海。故虽心主血，肝藏血，亦皆统摄于脾，补脾和胃，血自生矣。凡经行之际，禁用苦寒辛散之药，饮食亦然。诗云：妇人和平则乐有子，和则阴阳不乖，平则气血不争。故经云：平和之气，三旬一见，可不慎欤。

王子亨曰：经者，常候也，谓候其一身之阴阳愆伏，知其安危，故每月一至，太过、不及皆为不调。阳太过则先期而至，阴不及则后时而来，其有乍多乍少，断绝不行，崩漏不止，皆由阴阳衰盛所致。

月水不调

薛立斋曰：经云：饮食入胃，游溢精气，上输于脾，脾气散精，上归于肺，通调水道，下输膀胱，水精四布，五经并行。东垣先生所谓脾为生化之源，心统诸经之血。诚哉是言也。窃谓心脾平和，则经候如常。苟或七情内伤，六淫外侵，饮食失节，起居失宜，脾胃虚损，心火妄动，则月经不调矣。又丹溪先生云：先期而至者，血热也。后期而至者，血虚也。愚所谓先期而至者，有因脾经血燥，有因脾经郁火，有因肝经怒火，有因血分有热，有因劳役火动。过期而至者，有因脾经血虚，有因肝经血少，有因气虚血弱。主治之法，脾经血燥者，加味逍遥散；脾经郁火者，归脾汤；肝经怒火者，加味小柴胡汤；血分有热者，加味四物汤；劳役火动者，补中益气汤；脾经血虚者，人参养荣；肝经血少者，六味地黄丸；气虚血弱者，八珍汤。盖血生于脾土，故云脾统血。凡血病当用苦甘之剂，以助阳气而生阴血也。

附治验

《薛案》：一妇人，月事未期而至，发热、自汗，或用清热止渴之剂，作渴头眩，手掉身麻。余曰：此肝经血虚火动，火为阳，阳盛则生风。用柴胡、炒芩、连、山栀、归芍、生地、丹皮各一钱，参、芪、苓、术各一钱五分，川芎七分，甘草五分，二剂汗止，用补中益气汤而愈。

《薛案》：一妇人，经行劳役，忽然昏愦，面赤，吐痰，余曰：此乃去血过多，阳无所附故耳。急饮童便碗许，神思渐爽，更用参、芪各五钱，芎、归各三钱，元参、柴胡、山栀、炙草各一钱，一剂；又用逍遥散加五味、麦门二剂。如此月余渐愈。但体倦面黄，又以十全大补加五味、麦门治之而愈。

西宾钱思习子室，年三十，尚无嗣，月经淋沥无期，夫妇异处者几年矣。思习欲为娶妾，以谋诸余。余①曰：

---

① 余：原作"全"，据《校注妇人良方·卷一·月水不调方论第五》改。

此郁怒伤肝，脾虚火动而血不归经，乃肝不能藏，脾不能摄也。当清肝火，补脾气。遂与加味归脾、逍遥二药四剂，送至其家，仍告其姑曰：服此，病自愈，而当受胎，妾可无娶也。病果愈，次年生子。

一妇人多怒，经行或数日，或半月即止，三年后淋沥无期，肌体倦瘦，口干内热，盗汗如洗，日晡热甚。余用参、芪、归、术、茯神、远志、枣仁、麦冬、五味、丹皮、龙眼肉、炙草、柴胡、升麻，治之获痊。此症先因怒动肝火，血热妄行，后乃脾气下陷，不能摄血归源，故用前药。若胃热亡津液而经不行，宜清胃；若心火亢甚者，宜清心；若服燥药过多者，宜养血；若病久气血衰，宜健脾胃。

附方

姜黄散 治瘀血凝滞，肚腹刺痛，或腹胀、发热、口干等症。

姜黄 当归酒拌，二钱① 蓬术醋炒 红花 桂心 川芎 元胡索 牡丹皮五分

上水酒各一半，煎服。

经验调经汤

熟地黄二钱 当归 川芎 香附制 吴茱萸炒 白芍 元胡索炒，一钱二分 陈皮 官桂一钱 炮姜七分 条芩 炙

---

① 二钱：据文义，当作"各二钱"。下同。

草八分

上剉，四剂，生姜三片，枣一枚，水煎，待经至之日服起，一日一剂，服至四剂而止，服三次后经即对。

经验调经种玉丸

香附半斤，醋、酒、童便、盐水各浸二两，三日　当归酒洗　川芎　白芍酒炒　麦冬　川续断酒洗　条芩酒炒　牡丹皮　白茯苓　杜仲盐水炒　白术陈壁土炒　牛膝酒洗　人参　阿胶蛤粉炒，二两　小茴香炒，一两　艾叶醋煮，捣烂作饼，新瓦烙干，研末，一两　熟地四两　黑豆炒，去壳，四十九粒　有痰加橘红一两

上为末，醋糊丸桐子大。空心白汤送下，五十丸。

济阴丸　常服顺气养血，调经脉，益子宫，疗腹痛，除带下，种子屡验。

香附四两，醋、酒、米泔、童便各浸一两，三日，焙干为末　益母草二两　当归酒洗，一两五钱　川芎一两　白芍盐酒炒，一两三钱　熟地黄姜汁炒　阿胶蛤粉炒，二两　陈皮　半夏姜汁浸，香油炒　白茯苓一两　艾叶醋煮，一钱　条芩酒炒　麦冬去心　牡丹皮酒洗　川续断酒洗，一两　白术土炒，一两五钱　小茴香盐、醋炒　没药　吴茱萸泡，炒，五钱　元胡索四钱　炙草二钱

上为末，酒糊为丸，如桐子大。每服百丸，空心米汤下。

月经不通

　　妇人经水不通，或因醉饱入房，或因劳役过度，或因吐血失血，伤损肝脾，但滋其化源，其经自通。若小便不利，苦头眩痛，腰背作痛，足寒时痛，久而血结于内，变为癥瘕；若血水相并，脾胃虚弱，壅滞不通，变为水肿；若脾气衰弱，不能制水，水渍肌肉，变为肿满。当益其津液，大补脾胃，方可保生。

　　薛立斋云：经水，阴血也，属冲任二脉，上为乳汁，下为月水。其为患有因脾虚而不能生血者，有因脾郁而血不行者，有因胃火而血消铄者，有因脾胃损而血少者，有因劳伤心而血少者，有因怒伤肝而血少者，有因肾水不能生肝而血少者，有因肺气虚不能行血者。治疗之法，若脾虚而不行者，调而补之；脾郁而不行者，解而补之；胃火而不行者，清而补之；脾胃损而不行者，温而补之；劳伤心血而不行者，逸而补之；怒伤肝而不行者，和而补之；肺气虚而不行者，补脾胃；肾虚而不行者，补脾肺。经云：损其肺者，益其气；损其心者，调其荣卫；损其脾者，调其饮食，适其寒温；损其肝者，缓其中；损其肾者，益其精。皆当审而治之。

附治验

　　《薛案》：一妇人，素有胃火，或用清胃散而安，后因劳役躁渴内热，肌肉消瘦，月经不行。余谓此胃火消烁^①阴血，用逍遥散加丹皮、炒栀以清胃热，用八珍汤加茯苓、远志以养脾血，而经自行矣。

一妇人久患疟，形体怯弱，内热晡热，自汗盗汗，饮食少思，月事不行，或用通经丸，虚症悉具。余曰：此因虚而致疟，因疟以闭经也。用补中益气及六味地黄丸各百余剂，疟愈而经自行。

张子和治一妇人，月事不行，寒热往来，口干颊赤，喜饮，旦暮间咳一二声，诸医皆用虻虫、水蛭、干漆、硇砂、芜菁、红娘子、没药、血竭之类。子和不然，曰：古方虽有此法，奈病人服之，必脐腹发痛，饮食不进，乃命止药，饮食稍进。《内经》曰：二阳之病发心脾。心受之则血不流，故不月也。既心受积热，宜抑火升水，流湿润燥，开胃进食，乃涌出痰一二升，下泄水五六行，湿水上下皆去，血气自然周流，月事不为水湿所隔，自依期而至矣。不用虻虫、水蛭有毒之药，如用之则月经纵来，小便反闭，他证生矣。凡精血不足，宜补之以食，大忌有毒之药偏胜而成天阏。

云溪尝治一李姓妇，经事不至已五阅月矣，身时发寒热，饮食无味，脉两关沉弦，两尺带涩。余曰：此郁怒伤肝，而肝木克土也。肝藏血，脾统血，土气一败，则生化

---

① 烁：通"铄"。《国语·周语下》："众口铄金。"

之源绝。遂立方早用加味逍遥散，加醋制鳖甲以和肝；晚用补中益气汤，去升麻加炮姜、茯苓、半夏以补脾。三十剂而奏效。

附方

万病丸　治月经瘀闭，脐腹作痛，及产后瘕痕等病。

干漆炒，烟出青白为度　牛膝酒浸，焙，一两

上为末，生地黄汁一升，砂器慢火熬膏，丸桐子大。每服二十丸，空心米饮下。仍参前论主之。

通经必效汤　治经水月久不行，腹胁有块作疼者，是血结瘕痕。

当归　川芎　砂仁　木香　乳香　枳实麸炒　小茴　厚朴姜汁炒　桃仁　红花　牡丹皮　肉桂　香附　元胡索　牛膝

上水煎，温服。

红花当归散　治经水月久不行，发肿者，是瘀血渗入脾经也。

当归　川芎　白芍　桃仁　红花　牡丹皮　干姜　肉桂　厚朴　枳壳面炒　木香　香附　牛膝　元胡索

上为末，每服三钱，温酒调。

千金吉祥丸

天麻煨　芎藭　桂心　牡丹皮　桃花瓣　柳絮　白术　熟地各一两　桃仁一百枚　菟丝子　覆盆子　楮实子一升　五味子　茯苓一两

上为末，蜜丸如豆大，每服五丸，空心苦酒下，日三服。

王晋三曰：吉祥者，《诗》言吉梦熊罴，男子之祥也。妇人血积胞门，或寒凝子宫，致任脉不荣，积年不孕，断绪绝产。阅古方用荡胞汤坐导药，而闺中弱质，奚堪当硝、黄、虻、蛭猛烈之品？是方君以天麻者，以其有游子十二环围于外，结子透虚入茎中，潜生土内，复芎劳下行血海，治血闭无子。臣以桂心，通子宫破瘀，桃仁、丹皮补肝和血，桃花轻薄，柳絮颠①狂，功皆下行走泄，其性可以辟除秽恶，其情足以感发春心。佐以白术、地黄补脾肾之正气。再使以菟丝、覆盆、五味，皆蔓延多子之品，茯苓入阳通气，楮实入阴通神，俾使内之时，精气神混合一炁，自然一举而得子矣。方之取义甚佳，用亦屡效。

经闭成劳

刘宗厚云：荣者，水谷之精，和调于五脏，洒陈于六腑，乃能入于脉也。源源而来，生化于脾，总统于心，藏受于肝，宣布于肺，施泄于肾，灌溉一身。目得之而能视，耳得之而能听，手得之而能握，足得之而能步，脏得之而能液，腑得之而能气。行之于脉，少则涩，充斯实。常以饮食滋养，则阳生阴长，变化而为血。血足则百脉长

---

① 颠：古同"癫"。

养，耗竭则百脉空虚。其耗竭之故，或因禀受衰弱，阴血本亏，或因思虑过度，郁结劳损，则天癸不至矣。盖忧愁思虑则伤心，而血逆竭，神色先散，月水先闭。且心病则不能养脾，故不嗜食；脾虚则金亏，故发嗽；肾水绝则木气不荣，而四肢干痿，故多怒，鬓发焦，筋骨痿；若五脏传遍则死。苟能变易心志，用药扶持，庶可保生。每见治此病，率用香蒿、虻虫等凉血行血，多致不救。总缘血已竭，而复伤其气，奉生之本已绝。惟用加味归脾汤、加味逍遥散以培其本，再用活血通经之剂以致其标，益阴血，制虚火，可以医斯疾也。

附治验

《薛案》：一室女，年十七，病久不愈，天癸未通，发热咳嗽，饮食少思，欲用通经丸。余曰：此盖因禀气不足，阴血未充故耳。但养气血，益津液，其经自行。彼惑于速效，仍用之。余曰：非其治也。此乃慓悍之剂，大助阳火，阴血得之则妄行，脾胃得之则愈虚。后果经血妄行，饮食愈少，遂致不救。

云溪在阳曲，尝治一王姓女，经闭者已四阅月矣，身热体倦，夜间咳嗽，饮食少思。余谓此干血痨，已四月系不治之症，诊得两尺弱涩，两关濡弱。余曰：脉幸未至细数，此禀受阴血本亏，复伤思虑，可医也。遂立方用加味归脾汤，去木香，加麦冬、五味以培其本，不数剂而嗽除，再用逍遥散加鳖甲、红花、丹皮、地骨十余剂，热退食进，复间用抵当丸二两，经来脉应而愈。

劫劳散 治劳嗽发热，盗汗体瘦，唾中有红，或成肺痿。

白芍炒，一钱 黄芪炒 甘草炒 人参 五味子炒 半夏姜制 白茯苓 当归 熟地 阿胶炒，五分

上姜、枣水煎，日三服。一女病此甚危，百药无效，偶遇名医，服此方三十余剂，遂愈不发。

大黄䗪虫丸 治五劳极虚羸瘦，腹满不能饮食，食伤，饮伤，房室伤，饥伤，劳伤经络，荣卫气伤，内有干血，肌肤甲错，面目①黯黑。缓中补虚，此丸主之。

大黄蒸 干漆一两 甘草三两 黄芩二两 桃仁 杏仁 虻虫 蛴螬一升 白芍四两 干地黄十两 水蛭百枚 䗪虫半升

上十二味，末之，炼蜜和丸，小豆大，酒饮服五丸，日三服。

王晋三曰：五劳虚极，痹而内成干血者，悉皆由伤而血瘀，由瘀而为干血也。腹满不能食，肌肤甲错，面目黯黑，明是不能内谷以通流营卫，则营卫凝泣，瘀积之血牢不可破，即有新生之血，亦不得畅茂条达，惟有日渐羸瘦，而成内伤干血劳，其有不死者几希矣。仲景乃出佛心仙手，治以此丸。君以大黄，从胃络中宣瘀润燥，佐以黄

---

① 目：原作"月"，据下文"面目黯黑"改。

芩清肺卫，杏仁润心营，桃仁补肝虚，生地滋肾燥，干漆性急飞窜，破脾胃关节瘀血，蜚虻性升，入阳分破血，水蛭性下，入阴分逐瘀，蛴螬去两胁下之坚血，䗪虫破坚通络行伤，却有神功，故方名标而出之，白芍、甘草扶脾胃，解药毒。缓中补虚者，缓，舒也，绰也，指方中宽舒润血之品而言也。

又大黄䗪虫丸

䗪虫二十枚，去足　桃仁二十粒　大黄三两

上三味，末之，炼蜜和为丸，每以一丸，酒一升，煮一丸，取八合，频服之，新血下如豚肝。

《金匮》云：产妇腹痛，内有干血着脐下，用三味为丸。盖因瘀积未久，荣卫经络，血亦未必固结，止以大黄、桃仁润其血之干，以虻虫蠕动啖血之物行其瘀，便可奏捷，不必如五劳之用重剂也。

百劳丸

当归一钱　乳香一钱，去油　没药一钱，去油　虻虫十四个　人参二钱　大黄四钱　水蛭十四个　桃仁十四粒

上为末，炼蜜成丸，桐子大。都作一服，可百丸，五更用百劳水下，取物为度，服白粥十日。百劳水即甘澜水，以杓扬百遍者也。

王晋三曰：此方出自仲景，治一切痨瘵积滞，未经药坏证者。细绎是方，无非气血并补，和营逐瘀，其缓中补虚之义，毫不相关，较之《金匮》原方，却逊一等，惟用

百劳水不助肾邪，以药留顿中宫，导去脾胃络之瘀血，使其纳谷，流通营卫，亦干血痨之良治。

柏子仁丸　治月行复止，血少经闭。

柏子仁_{去油}　牛膝_{酒浸}　卷柏_{五钱}　泽兰　续断_{二两}

熟地黄_{一两}

蜜丸，米饮下。

汪讱庵曰：柏子仁安神而养心，地黄、续断、牛膝补肝肾而益冲任，卷柏、泽兰活血脉而通经闭。

经来腹痛

妇人经来腹痛，由风冷客于胞络冲任，或伤手太阳、少阴经。有因忧思气郁而血滞者，亦有寒凝血结而成块者。大抵六脉沉弱，腹无结块而腹痛者，宜温补；六脉沉弦，有结块上充而腹痛者，宜通血行滞。细参前后论治之。

云溪尝在阳曲治一王姓妇。临月信前三二日，即脐腹疞痛，而月水来如泉涌，并多紫块，兼肚腹作泻，或七八日，或十一二日，经行不止。延余诊治，六脉沉弱而涩。余曰：此寒滞冲任，血凝成块，复中气衰弱，肝不能藏而脾不能统也。法宜补脾、生肝、和血、温经之剂。遂立方用归脾汤加白芍、五味敛阴，赤石脂、肉豆蔻温脾，早用六味汤加败龟板、炒阿胶、当归、白芍、炙甘草、柴胡以和血生肝。二方兼服两月，永不再发。

地黄通经丸　治月经不行，或产后恶露，脐腹作痛。

熟地黄自制，四两　虻虫去头翅，炒　水蛭糯米同炒黄，去糯米　桃仁去皮尖，各五十枚

上为末，蜜丸桐子大。每服五七丸，空心温酒下。

万病丸方见前

温经汤　治寒气客于血室，以致血气凝，脐腹作痛，其脉沉紧。

当归　川芎　白芍　桂心　蓬术醋炒　丹皮五分　人参　牛膝酒炒　甘草炒，一钱

上水煎服。

桂枝桃仁汤　治经脉顿然不行，腹中作痛，或上攻心胁欲死，或因经脉不行，渐成积块，脐下如覆杯。

桂枝　白芍　生地二钱　桃仁七枚，去皮尖　甘草一钱

上姜水煎。

牛膝散　治月水不利，脐腹作痛，或小腹引腰，气攻胸膈。

牛膝酒制　桂心　赤芍　桃仁去皮尖　元胡索炒　当归酒浸　丹皮一两　木香三钱

上为末，每服一钱，温酒调下，或每服三五钱，水煎。

月水不断

妇人月水不断，淋漓腹痛，或因劳损气血而伤冲任，

或因经行而合阴阳，以致外邪客于胞内，滞于血海故也。但调养元气而病邪自愈，若攻其邪则元气反伤矣。主治之法，若郁结伤脾用归脾汤；恚怒伤肝，逍遥散；脾气虚弱，六君子汤；元气下陷，补中益气汤加炒黑蒲黄；热伤元气，前汤加五味、麦冬、炒黑黄柏。

附治验

《薛案》：一妇人性急，每怒，非太阳耳项、喉、齿、胸、乳作痛，则胸满、吞酸、吐泻、食少、经行不止，此皆肝火之症。肝自病则外症见，土受克则内症作。余先以四物加白术、茯苓、柴胡、炒栀、炒龙胆清肝养血；次用四君加柴胡、白芍、神曲、吴茱萸、炒黄连以培土制肝，渐愈。惟月经不止，是血分有热，脾气尚虚，以逍遥散倍用白术、茯苓、陈皮，又以补中益气加酒炒白芍，兼服而安。

一妇人多怒，经行旬余方止。后淋漓无期，肌体倦瘦，口干内热，盗汗如洗，日晡热甚，皆由肝脾亏损，无以生发元气。用参、芪、归、术、茯神、远志、枣仁、麦冬、五味、丹皮、龙眼肉、炙草、柴胡、升麻，治之获痊。

杀血心痛

妇人血崩而心痛甚，名曰杀血心痛，由心脾血虚也。若小产去血过多，而心痛甚者亦然。用乌贼鱼骨炒为末，醋汤调下，失笑散亦效。若心血虚弱，用芎归汤补养之；若郁结伤血，用归脾汤调补之。

附治验

《薛案》：一妇人血崩兼心痛三年矣，诸药不应，每痛甚，虚凡悉具，面色萎黄①。余曰：心主血，盖由去血过多，心无所养，以致作痛，宜用十全大补汤，参、术倍之，三十余剂稍愈，百余剂全愈。

失笑散　治恶露不行，心包络痛，或死血腹痛。

蒲黄　五灵脂等分为末，煎膏，醋调服

汪讱庵曰：生蒲黄性滑而行血，五灵脂气臊而散血，皆能入厥阴而活血止痛，故治血痛如神。

本方各一两，加木通、赤芍各五钱，每四钱入盐少许服，名通露散，治九种心痛。

暴崩下血

妇人冲任二脉，为经脉之海，外循经络，内荣脏腑。若阴阳和平，经下依时；若劳伤不能约制，则忽然暴下，甚则昏闷；若寸脉微迟，为寒在上焦，则吐血衄血；尺脉微迟，为寒在下焦，则崩血便血。大抵脉数小为顺，洪大为逆。大法当调补脾胃为主。若因脾胃亏损不能摄血归

---

①　萎黄：原作"瘘黄"，据《校注妇人良方·卷一·妇人杀血心痛方论第十四》改。

源，用六君加芎、归、柴胡；若因肝经之火而血下行，用奇效四物汤；若肝经风热而血妄行，用加味逍遥散；若脾经郁结而血不归经，用归脾加柴、栀、丹皮。故东垣先生云：凡下血症，须用四君子以收功。厥有旨哉。若大吐血，毋以脉论，当急用独参汤救之；若潮热、咳嗽、脉数，乃元气虚弱，假热之脉，尤当用人参温补。此等症候，无不由脾胃先损，故脉洪大。察其有胃气能受补，则可救，苟用寒凉止血之药，复伤脾胃，反不能摄血归源，是速其危也。

附治验

《薛案》：大尹王天成之内，久患崩，自服四物凉血之剂，或作或彻，因怒发热，其血不止，服前药不应，乃主降火，更加胁腹大痛，手足俱冷。余曰：此脾胃虚寒所致。先用附子理中汤，体热痛止，又用《济生》归脾、补中益气二汤，崩血顿愈。若泥痛无补法，则误矣。

锦衣杨永兴之内，患前症。过服寒凉之剂，其症益甚，更加肚腹痞闷，饮食不入，发热，烦躁，脉洪大而虚。余曰：此脾经气血虚而发躁也，当急用八珍汤加炮姜以温补之，缓则不救。不信，乃服止血降火之剂，虚症蜂起，始信余言，缓不及治矣。

一妇人面黄或赤，觉腰间或脐下作痛，四肢困倦，烦热不安，经行先发寒热，两肋如束，血涌如崩。此脾胃亏损，元气下陷，与相火湿热所致。用补中益气加防风、白芍、炒黑黄柏，间以归脾汤调补，而血始归经。

奇效四物汤 治肝经虚热，血沸腾而崩久不止。

当归酒拌 熟地黄 白芍 川芎 阿胶炒 艾叶炒 黄芩炒，等分

上每服四钱，水煎。

治血崩血瘕，或经行产后心腹胁痛。五灵脂炒烟尽为末，每服一钱，温酒调，或用三钱，水、酒、童便煎服。

治风热血崩，荆芥穗灯火烧焦为末，每服三钱，童便调。

独圣散 治肝经有风血崩，用防风为末，每服三钱，空心食前，酒煮白面，清饮调下，极验。

神应散 治血虚内热，血不归源而崩。用桂心烧存性为末，每服一二钱，米饮调下。

又方

陈槐花一两，百草霜半两为末，每服一二钱，烧红秤锤，焠酒下。

伏龙肝散 治妇人血崩不止，或结作片者。

川芎䓖 当归身 地榆 刺蓟根 伏龙肝一两 生地黄 续断一两半 阿胶炙，八钱 青竹茹

上为末，每服三钱，水一盏半，煎至半盏，温服，日五服，不计时候，后服补药。

阿胶丸

阿胶　鳖甲　丹参—两　续断　龙骨煅，一两半　川芎五钱　地胆四钱　鹿茸六钱　乌鱼骨八钱　龟板二两

上为末，醋面为丸，如桐子大。每服三十丸，艾汤下，日进三四服。

带　下

妇人带下，其名有五，因经行产后，风邪入胞门，传于脏腑而致之。若伤足厥阴肝经，色如青泥；伤手少阴心经，色如红津；伤手太阴肺经，形如白涕；伤足太阴脾经，黄如烂瓜；伤足少阴肾经，黑如衃血。人有带脉横于腰间，如束带之状，病生于此，故名为带。徐用诚先生云：白属气而赤属血。东垣先生云：血崩久则无阳，故白滑之物下流，未必全拘于带脉，亦有湿痰流注下焦，或肾肝阴淫之湿胜，或因惊恐而木乘土位，浊液下流，或思慕为筋痿。戴人以六脉滑大有力，用宣导之法，此泻其实也。东垣以脉微细沉紧，或洪大而虚，用补阳调经，乃兼责其虚也。丹溪用海石、南星、椿根皮之类，乃治其湿痰也。大法此症皆当壮脾胃、升阳气为主，佐以各经见症之药。色青者属肝，用逍遥散加山栀、防风。湿热壅滞，小便赤涩，用龙胆泻肝汤。色赤者属心，用小柴胡加黄连、山栀、当归。色白者属肺，用补中益气加山栀。色黄者属脾，用六君子加山栀、柴胡，不应，用归脾汤。色黑者属

肾，用六味丸。阳气下陷，补中益气汤。湿痰下注，前汤加茯苓、半夏、苍术、黄柏。不可拘肥人多痰，瘦人多火，而以燥湿泻火之药轻治之也。

附治验

《薛案》：一孀妇，腹胀胁痛，内热晡热，不时吐痰，带下青黄，腹胁膨胀，用行气之剂，胸膈不利，肢体如麻，此乃郁怒伤损肝脾。朝用归脾汤，以解脾郁、生脾气，夕用加味逍遥散，以生肝血，清肝火，百余剂而愈。

一妇人头晕吐痰，胸满气喘，得食稍缓，苦于白带二十余年矣，诸药不应。此气虚而痰饮也，痰饮愈而带自愈。遂朝用六君子汤，夕用六味地黄丸，不月而验。

一妇人耳鸣胸痞，内热口干，喉中若有一核，吞吐不利，月经不调，兼之带下。余以为肝脾郁结，用归脾汤加半夏、山栀、升麻、柴胡，间以四七汤下白丸子而愈。

一妇人吞酸饱满，食少便泄，月经不调，服清气化痰丸，两膝渐肿，寒热往来，带下黄白，面痿体倦，此脾胃俱虚，湿痰下注。用补中益气，倍用参、术加茯苓、半夏、炮姜而愈。

一妇人带下，四肢无力。余曰：四肢者土也，此脾胃虚弱，湿痰下注。以补中益气、《济生》归脾二药治之而愈。

柏叶散 治元气虚弱，崩中漏血，年久不愈，亦治白带。

　　柏叶炒　续断酒炒　川芎　当归　生地　鳖甲炙　龟甲炙　禹余粮一两五钱　阿胶炙　赤石脂煅　牡蛎煅　地榆　艾叶炒　鹿茸炙，五钱

　　上为末，每服二钱，粥饮调下。

　　地黄丸　治足三阴亏损，经行数日不止，或兼带下，无子。

　　熟地黄　山茱萸肉　芜荑仁一两　干姜三钱，炮　白芍炒　代赭石一两　白僵蚕炒　厚朴姜制，三钱

　　上为末，蜜丸桐子大。每服五十丸，空心温酒，日三服。许学士云：凡妇人有白带，多致不产，宜速治之。故扁鹊过邯郸，闻妇人有此病，遂自鸣带下医，以就治之。

　　白芷散　治下元虚弱，赤白带下，或经行不止等症。
　　白芷一两　海螵蛸二枚，烧　胎发一团，煅
　　上为末，每服二钱，温酒调下。

　　椿皮丸
　　椿根白皮一两五钱　白芍五钱　良姜炒成灰，三钱　黄柏炒成灰，三钱
　　上为末，粥浆丸，每服三五十丸，空心米饮下。
　　王晋三曰：椿皮丸，治瘦人带下，热胜于湿，又弱而不禁攻者。瘦人多血热，故以椿皮苦涩入血，清热胜湿以止带；瘦人多阴弱，故以白芍酸寒收阴气以约带；瘦人多

中虚，故以良姜入胃和阳，截生湿之源头；瘦人多阴火，故以黄柏入肾坚阴，固带下之去路。然以姜柏炒灰，则成不寒不热，仅存固涩收脱之性，助椿皮以建功。

固阳丸

黄芪酒炒，三两　当归酒净，三两　干姜一两六钱　茯苓三两　赤石脂一两二钱，泥罐中煅赤，研，水飞　韭菜子酒浸，曝干，微炒，一两六钱　白龙骨煅，捶碎，绢袋盛大豆同蒸，豆熟，去豆，焙干，研，水飞，一两二钱　肉桂八钱　阳起石用干锅于大火中煅，令通红，取出酒淬，置阴地，令干，研，水飞，一两二钱　舶茴香八钱

上法制为末，酒糊丸，每服五十丸，酒温下。

王晋三曰：治带诸方，燥湿清热者居多。若夫久旷失志，心阳内耗，而命门失守，或内劳无度，液脱阳离，而命门不禁。博采古方，治此二证者，药品冗杂，一无成法可遵，余因制此方，以固未散之真阳。黄芪、茯苓通阳明之气道，引领阳起石升发诸阳；干姜、赤石脂堵截阳明之津液，不使其顺流于前阴；当归、肉桂、茴香升少阳之气，以约在下之津液；韭菜子去淫欲之火，白龙骨固心肾之气，约以黄盐，使热药归下，成固摄之功。

白浊白淫

妇人小便白浊白淫，由心肾不交，水火不济，一由元气下陷，脾胃亏损，宜与带下参看主治。

附治验

《薛案》：一妇人善怒，或小腹痞闷，或寒热往来，或小便频数，时下白淫，药久不愈，面青口苦。余以为积愤而不能发散所致。用龙胆泻肝汤而愈，用加味逍遥散、八珍汤而安。

锁精丸　治下元虚弱，小便白浊，或白带淋漓，小便频数。

破故纸炒　青盐　白茯苓　五味炒，等分

上为末，酒糊丸桐子大。每服三十丸，盐汤或酒下。

固精丸　治胞气虚寒，小便白浊，或小便无度等症。

牡蛎煅　菟丝子酒浸，蒸，炒　韭子炒　龙骨煅　五味炒　白茯苓去皮　桑螵蛸酒炙　白石脂煅，等分

上为末，酒糊丸桐子大。每服七十丸，空心盐汤下。

血分水分肿满

妇人经水不通，则化为血，血不通则复化为水。此症或因饮食起居失养，或因六淫七情失宜，以致脾胃亏损，不能生发统摄，气血乖违，行失常道。若先因经水断绝，后至四肢浮肿，小便不通，血化为水，名曰血分，宜用椒仁丸治之。若先小便不利，后至身面浮肿，经水不通，水化为血，名曰水分，宜用葶苈丸治之。此属形气不足，邪淫隧道，必用此药，以宣导其邪，而佐以补辅元气之剂，庶使药力有所仗而行，则邪目不能容，而真气亦不至于复

伤矣。大凡月水不通，凝结于内，久而变为血瘕，血水相并，亦为水肿。

附治验

《薛案》：一妇人月经不调，晡热内热，饮食少思，肌体消瘦，小便频数，服济阴丸，月经不行，四肢浮肿，小便不通。余曰：此血分也。朝用椒仁丸，夕用归脾汤渐愈，乃以人参丸代椒仁丸两月余将愈，专用归脾汤五十余剂而痊。

一贵妇月经不调，小便短少，或用清热分利之剂，小便小利，三月余，身面浮肿，月经不通。余曰：此水分也。遂朝用葶苈丸，夕用归脾汤，渐愈，乃用人参丸间服而愈。已上二症，作脾虚水气用分利等药而殁者多矣，惜哉！

椒仁丸 治先因经水断绝，后至四肢浮肿，小便不通，血化为水。

椒仁 续随子去皮，研 甘遂 附子炮 郁李仁 黑牵牛 五灵脂研碎 当归 吴茱萸 延胡索五钱 芫花醋浸，一钱 石膏 蚖青十枚，去头翅足，同糯米炒黄，去米不用 斑蝥十个，糯米炒，去米不用 胆矾 人言①一钱

上为末，面糊为丸如豌豆大，每服一丸，陈皮汤下。此方药虽峻利，所用不多，若畏而不服，有养病害身之

---

① 人言：即砒霜。

患，常治虚弱之人，亦未见其有误也。

血分葶苈丸 治先因小便不利，后至身面浮肿，经水不通，水化为血。

葶苈研，炒　续随子去壳，半研　干笋末一两

上为末，枣肉丸如桐子大。每服七丸，煎匾竹汤下，如大便利者，减续随子、葶苈各一钱，加白术五钱。

人参丸 治经脉不利化为水，流走四肢，悉皆肿满，名曰血分。其候与水相类，若作水治之，非也，宜用此。

人参　当归　桂心　大黄湿纸裹，饭上蒸熟，去纸，切炒
瞿麦　赤芍　白茯苓半两　葶苈炒，另研，一钱

上为末，炼蜜丸桐子大。每服十五丸至二三十丸，空心饮汤下。

卷二　杂症门

风中脏腑

　　薛立斋云：中风者，即《内经》所谓偏枯、风痱、风懿、风痹是也，而有中腑、中脏、中血脉之分焉。夫中腑者为在表，中脏者为在里，中血脉者为在中。在表者宜微汗，在里者宜微下，在中者宜调荣。中腑者多著四肢，如手足拘急不仁，恶风寒。此数者病浅，皆易治，用加减续命汤之类。中脏者多滞九窍，如眼瞀者，中于肝；舌不能言者，中于心；唇缓便秘者，中于脾；鼻塞者，中于肺；耳聋者，中于肾。此数者病深，多难治。中血脉者，外无六经之证，内无便溺之阻，肢不能举，口不能言。中腑者多兼中脏，如左关脉浮弦，面目青，左胁偏痛，经脉拘急，目瞤，头目眩，手足不收，坐踞不得，此中胆兼中肝也。如左寸脉浮洪，面舌赤，汗多恶风，心神颠倒，言语蹇①涩，舌强口干，怔悸恍惚，此中小肠兼中心也。如上关脉浮缓，或浮大，面唇黄，汗多恶风，口喎语涩，身重，怠惰嗜卧，肌肤不仁，皮肉瞤动，腹膨不食，此中胃兼中脾也。如上寸脉浮涩而短，面色白，鼻流清涕，多

---

　　① 蹇：指口吃。《说文解字注·足部》："蹇，言难亦谓之蹇。"

喘，胸中冒闷，短气，自汗，声嘶，四肢痿弱，此中大肠兼中肺也。如左尺脉浮滑，面目黧黑，腰脊痛引小腹，不能俯仰，两耳虚鸣，骨节疼痛，足痿善恐，此中膀胱兼中肾也。此皆言真中风也，而有气血之分焉。盖气虚而中者，由元气虚而贼风袭之，则右手足不仁，用六君子汤加钩藤、姜汁、竹沥。血虚而中者，由阴血虚而贼风袭之，则左手足不仁，用四物汤加钩藤、竹沥、姜汁。气血俱虚而中者，则左右手足皆不仁也，用八珍汤加钩藤、姜汁、竹沥。其与中风相类者，则有中寒、中湿、中火、中气、食厥、劳伤、房劳等症。如中于寒者，谓冬月卒中寒气，昏冒口噤，肢挛恶寒，脉浮紧，用麻黄、桂枝、理中汤之类。中于暑者，谓夏月卒冒炎暑，昏冒痿厥，吐泻喘满，用十味香薷饮之类。中于湿者，丹溪所谓东南之人，多因湿土生痰，痰生热，热生风也，用清燥汤之类，加竹沥、姜汁。中于火者，河间所谓非肝木之风内中，六淫之邪外侵，良由五志过极，火盛水衰，热气怫郁，昏冒而卒仆也，用六味丸、四君子、独参汤之类。内有恚怒伤肝，火动上炎者，用柴胡汤之类。中于气者，由七情过极，气厥昏冒，或牙关紧急，用苏合香丸之类，误作风治者死。食厥者，过于饮食，胃气自伤，不能运化，故昏冒也，用六君子加木香。劳伤者，过于劳役，耗损元气，脾胃虚衰，不任风寒，故昏冒也，用补中益气汤。房劳者，因肾虚精耗，气不归源，故昏冒也，用六味丸。此皆类中风者也。

夫《内经》主于风，河间主于火，东垣主于气，丹溪主于湿，愚之斯论，僭补前人之阙也。若夫地之南北，人之虚实，固有不同，其男子女人，大略相似，当通变治之。

附治验

《薛案》：靳阁老夫人，先胸胁胀痛，后四肢不收，自汗如水，小便自遗，大便不实，口紧目瞤，饮食颇进，十余日矣。或以为中脏，公甚忧。余曰：非也。若风既中脏，真气既脱，恶症既见，祸在反掌，焉能延之？乃候其色，面目俱赤，而面或青。诊其脉，左三部洪数，惟肝尤甚。余曰：胸乳胀痛，肝经血虚，肝气否①塞也。四肢不收，肝经血虚不能养筋也。自汗不止，肝经风热，津液妄泄也。小便自遗，肝经热甚，阴挺失职也。大便不实，肝木炽盛克脾土也。遂用犀角散四剂，诸症顿愈。又用加味逍遥散，调理而安。后因郁怒，前症复作，兼发热呕吐，饮食少思，月经不止，此木盛克土，而脾不能摄血也。用加味归脾汤为主，佐以加味逍遥散，调补肝脾之气，清和肝脾之血而愈。后每遇怒，或睡中手足抽搐，复用前药即愈。

一妇人因怒仆地，语言謇涩，口眼㖞斜，四肢拘急，汗出遗尿，六脉洪大，肝脉尤甚，皆由肝火炽盛。盖肝主小便，因热甚而自遗也。用加味逍遥散加钩藤及六味丸

---

① 否（pǐ匹）：闭塞。《广韵·旨韵》："否，塞也。"

寻愈。

一老妇两臂不遂，语言謇涩，服祛风之药，反致筋挛骨痛。余谓此肝火血虚所致。用八珍汤补气血，用地黄丸补肾水，佐以排风汤，年余而愈。

一产妇勤于女工，忽仆地，牙关紧急，痰喘气粗，四肢不遂，此气血虚而发痉。朝用补中益气汤加茯苓、半夏，夕用八珍汤加半夏，各三十余剂，不应。此气血之未复，药之未及也。仍用前二汤，又五十余剂寻愈。

一妇人素有内热，月经不调，经行后，四肢不能伸，卧床半载，或用风湿痰火之剂，不效。其脉浮缓，按之则涩，名曰痿症，属风寒所乘。用加味逍遥散，加肉桂、防风，四剂顿愈，及以八珍汤调理两月余而瘥。

一妇人素经行后期，因劳怒四肢不能屈，名曰疭症，此血虚而风热所乘。先用八珍汤加钩藤、柴胡渐愈，更佐以加味逍遥散调理而痊。

一妇人素有火，忽然昏瞆，瘛疭抽搐，善伸数欠，四肢筋挛，痰涎上升，此肺金燥甚，血液衰少而然也。用清燥汤、六味丸兼服，寻愈。

附经验治风方

排风汤　治风邪入脏，狂言妄语，每服五钱，姜水煎。

白鲜皮　白术　白芍药炒　桂心　川芎　当归　防风
杏仁去皮尖, 炒　甘草各二两　白茯苓　麻黄去节　独活各

三两

三生饮　治卒中不省，口眼喎斜，痰壅喉响，无问外感内伤，痰厥，气虚眩晕，但六脉沉，悉有神效。

生南星　生乌头去皮尖　生附子各半两，去皮　木香一钱

上每服半两，姜水煎。不省人事，以细辛、皂角末少许吹鼻中，得嚏进药。气盛只用南星五钱，生姜十四片煎饮之，名星姜饮。

三生饮乃行经络、治寒痰之良药，斩关夺旗之神剂。每服必用人参两许，驱其外邪，而补其真气。否则不惟无益，适以取败。观先哲用芪附、术附等汤，其义可见。

加减小续命汤　治中风半身不遂，口眼喎斜，手足战掉，语言謇涩，神思昏乱，筋挛骨痛，或脚气缓弱，阴晦复作。

麻黄去节根　防己　人参　黄芩炒　桂心　甘草炒　白芍药　川芎　杏仁各一两　附子炮，半两　防风一两半

上每服五钱，姜枣水煎。精神恍惚，加茯苓、远志；有热，去附子，加芍药；心烦，加犀角半两；骨冷痛，加桂、附；呕逆腹胀，加人参、半夏一两；躁闷便涩，去附子，加芍药一两，竹沥一合；脏寒下利，去防己、黄芪，加附子、白术一两；自汗，去麻黄、杏仁，加白术一两；脚弱，加牛膝、石斛一两；而身痛加秦艽一两；腰痛，加桃仁、杜仲半两；失音，加杏仁一两。

星附汤　治中风痰涎上攻，六脉沉伏，不知人事。

附子生用　南星生用，各一两　木香半两

上每服四钱，姜水煎。寒甚，加天雄、川乌，多灸关元、丹田二穴。

秦艽汤　治中风外无六经之形症，内无便溺之阻隔，乃血弱不能养于筋，手足不能运，口强不能言，宜养血而筋自荣也。

秦艽　石膏　甘草炒　川芎　当归　芍药　羌活　独活　防风　黄芩炒　白芷　生地黄　熟地黄自制　白术　白茯苓各一两　细辛半两

上每服一两，水煎。阴雨，加生姜七片；春夏，加知母一两。

省风汤　治中风口噤，口眼㖞斜，经脉挛急，抽掣疼痛，风热痰实。

防风　南星生用，各四两　半夏水浸洗，生用　黄芩　甘草生用，各二两

上每服五钱，水煎。

烧竹沥法　用新竹截尺许，作两片，用两砖对立，竹仰砖上，中以火烧之，两头沥自出。取荆沥亦然。

秦艽升麻汤　治风寒客于手足阳明经，口眼㖞斜，恶见风寒，四肢拘急，其脉浮紧。

秦艽二钱　升麻　干葛　甘草　芍药炒　人参各半两　防风　桂枝各三钱

上每剂一两，莲须，葱白二茎，水煎服。

犀角散 治肝脏中风，经脉拘挛，手足不收，坐踞不得，胸背强直，胁肋胀满，面赤心烦，言语謇涩，或痰流注四肢，上攻头面作痛，口眼㖞斜，脚膝痛乏。

犀角屑　石膏　羌活　羚羊角各一钱　人参　甘菊花　独活　黄芩炒　天麻　枳壳去瓤, 麸炒　当归　黄芪　芎劳　白术　酸枣仁炒　防风　白芷各五分　甘草五分

上水姜煎。

防风散 治脾脏中风，多汗，恶风，身体怠惰，四肢不能动，色微黄，不嗜食，舌强语涩，口㖞斜僻，肌肤不仁，腹膨心烦，翕翕发热，神思如醉，其脉浮缓，胸满痰涎，志意昏浊。

独活一钱半　防风　茯神　人参　附子炮, 去皮脐　前胡　沙参　半夏汤洗七次　黄芪炒　旋覆花　羚羊角镑末　甘草炙, 各一钱

上水姜煎。

五味子汤 治肺脏中风，胸满气短，冒闷汗出，嘘吸颤掉，声嘶体重，四肢痿弱，其脉浮，昼瘥夜甚，偃卧冒闷。其鼻两边下至口，上至眉，其色白者，急灸肺俞百壮。若色黄，其肺伤，而为血矣。撮空拈衣摸床者，必死。

五味子杵, 炒　杏仁炒, 去皮尖　桂心各一钱　防风去芦　甘草炙　赤芍　川芎各二钱　川椒三分

上水煎服。

独活散　治肾脏中风，腰痛不得俯仰，或偏枯耳聋，语声浑浊，面色浮肿，骨节酸疼，精神昏愦，喜恐好忘，而肌色黧黑，身体沉重，多汗恶风，隐曲不利，或两脚冷痹，头昏耳聋，语音浑浊。

独活　附子炮，去皮脐　当归酒洗　防风　天麻　桂心各一钱　川芎　甘菊花　枳壳　山茱萸取肉　黄芪　丹参牛膝酒浸　甘草炙　萆薢酒浸　细辛　菖蒲　白术各半钱

上水煎服。

角弓反张

论曰：妇人气虚，风入诸阳之经，或产后血虚，汗出中风，体强口噤，腰背反张，名为发痉。因太阳经先伤风，复感寒而致，如发痫状，但脉沉迟弦细。无汗恶寒，名刚痉；有汗不恶寒，名柔痉。仲景先生云：太阳病发汗太多致痉，风病下之则痉。《三因方》云：气血内虚，风寒湿热所中则痉。以风能散气，故有汗而不恶寒，曰柔痉；寒能涩血，故无汗而恶寒，曰刚痉。非专于风湿，因内需发汗亡血，筋无所荣而然，乃虚象也。大凡病后气血虚弱，用参术浓煎，佐以姜汁、竹沥，时时用之。如不应，用十全大补汤。更不应，急加附子，或用参附汤，缓则不救。仍与后治验参看。

附治验

薛立斋治一妇人，脾胃虚弱，忽痰壅气喘，头摇目劄①，手扬足掷，难以候脉。视其面，黄中见青，此肝木乘脾土，用六君加柴胡、升麻治之而苏，更以补中益气加半夏、茯苓而痊。

云溪尝治陈藩台妇人，夏月夜卧纱帐，不闭房门，早起头眩，手足搐搦，汗出不止，小便赤数，颇不恶寒，诊得两寸脉浮缓，人迎脉浮弦。余曰：此柔痉也。竟用王海藏神术散，易苍术为白术，加入羌活三钱，一剂奏效。

附海藏神术散

苍术制　防风二两　甘草五钱

加生姜、葱白煎。治太阳证发热恶寒，脉浮紧者。亦治无汗恶寒，手足搐搦，项背反张，名曰刚痉。

本方除苍术，加白术二两，姜三片，不用葱，名白术汤。治前症有汗者，亦治柔痉。

葛根汤　治刚痉无汗恶风。

葛根一钱　麻黄去根节　僵蚕炒，各二分　桂枝　粉草炒
芍药各五分　大枣三个

上水煎，出汗为度。凡产后麻黄宜斟酌用。

附术汤　治手足逆冷，筋脉拘急，汗出项强，口噤痰涌。

---

① 目劄（zhā 扎）：指眨眼。

附子炮　白术　独活五分　川芎　肉桂各三分

上枣水煎服。

桂心白术汤　治柔痉，手足厥冷，筋脉拘急，汗出不止。

白术　桂心　附子炮　防风　川芎　甘草各等分

上每服五钱，姜枣水煎。

八物白术散　治柔痉，手足厥冷，筋急脉拘而无汗者。

白术　麻黄去节　茯苓　五味子杵，炒　羌活半两　附子炮　桂心三钱　良姜一钱

上每服四钱，姜水煎。凡用麻黄宜斟酌，不可过多

通关散　治卒然牙关紧急，腰背反张，药不得咽。

细辛　薄荷叶　牙皂角各等分

上为末，每用少许吹鼻内，候得喷嚏，随进汤药。

口噤不语

论曰：中风口噤，乃体虚受风，入于颔颊。盖手三阳之经，结于颔颊，上夹于口，风邪乘之则筋挛，故牙关急而口噤也。巢氏云：脾脉络胃夹咽，连舌本，散舌下。心之别脉，系舌本。若心脾受邪，则舌强不能言。然喉咙者，气之上下也。会厌者，声之户。舌者，声之机。唇者，声之扇。若风寒客于会厌，故卒然而喑。经云：醉卧当风，使人发喑。

附治验

《薛案》：一妇人，因怒经事淋沥，半月方竭，遇怒其经即至，甚则口噤筋挛，鼻衄头痛，痰瘗搐搦，瞳子上视，此肝火炽甚。以小柴胡汤加熟地黄、山栀、钩藤治之，后不复发。

一妇人素阴虚，患遍身瘙痒，误服祛风之药，口噤抽搐，肝脉洪数。余曰：肝血为阴为水，肝气为阳为火，此乃肝经血虚火盛耳。宜助阴血抑肝火，用四物汤、麦门、五味、柴胡、山栀、生草，热搐顿止。又以八珍、黄芪、麦冬、五味、钩藤、炙草，调理而痊。

一妇人因怒仆地，痰涌不语，灌牛黄清心丸，稍苏。用神仙解语汤，加山栀、柴胡、桔梗渐愈。又用六君、柴胡、山栀、枳壳而痊。

一妇人忽然不语半年矣，诸药不应，两尺浮数，先用六味丸料，加肉桂，数剂稍愈。乃以地黄饮子二十余剂而痊。男子多有此症，亦用此药治之。

神仙解语丹　治心脾受风，言语謇涩，痰唾溢盛。

白附子炮　石菖蒲去毛　远志去心，甘草水煮十沸　天麻　全蝎　羌活　南星牛胆酿，如无只炮，各一两　木香五钱

上为末，面糊为丸桐子大。每服二三十丸，薄荷汤下。

三黄独活汤　治中风手足拘挛，半身不遂，失音不语。

麻黄去根节　黄芪五钱　黄芩七钱　独活一两

上每服四钱，水煎，取汗为效。

小省风汤　治中风瘫痪，口眼㖞斜，口噤不语，手足顽麻。

防风　南星汤炮，三两　炙甘草三两

上每服四钱，姜十片，水煎。

愈风汤　治诸风肢体麻木，手足不随，不能动履等症。

天麻　牛膝同酒浸，焙干　萆薢另研细　元参六两　杜仲七两　羌活十四两　当归　熟地自制　生地黄一斤　独活五两　肉桂三两

上为末，炼蜜丸桐子大。常服五七十丸，病甚，至百丸。空心、食前温酒或白汤下。

地黄饮子　治肾气虚弱，舌喑不能言，足废不能行。

熟地黄　巴戟天去心　山茱萸去核　石斛　肉苁蓉酒浸，焙　附子炮　五味子炒，杵　白茯苓　石菖蒲　远志甘草汤泡　桂心　麦冬去心，等分

上每服三钱，入薄荷少许，姜枣水煎服。

牛黄清心丸　治诸风瘈疭，语言謇涩，健忘恍惚，头目眩晕，胸中烦郁，痰塞喘嗽，精神昏愦，或寻常风痰咳嗽，或伤寒阳症，汗下不解，发热烦渴，其效如神。

牛黄一两二钱　麝香　龙脑三味，另研　羚羊角镑末，一两　当归酒洗　防风　黄芩　白术　麦门冬去心　白芍一两

半　柴胡　桔梗　白茯苓　杏仁去皮尖　芎䓖　肉桂　大豆黄卷　阿胶一两七钱　人参　蒲黄　神曲二两半　雄黄另研，八钱　甘草五两　白蔹七钱半　干姜七钱半　干山药七两　犀角镑末，二两　金箔一千三百片，内四百片为衣　大枣一百枚，蒸熟，去皮核，研烂成膏

上各另为末，炼蜜与枣膏丸，每两作十丸，用金箔为衣。每服一丸，温水化下。

苏合香丸　治气中，痰气上攻，牙关紧急，不省人事，或卒暴气逆心痛，鬼魅恶气，及一切气滞等症。

沉香　诃子肉　麝香　丁香　青木香　安息香　香附　荜茇　白术　白檀二两　熏陆香　苏合油一两　龙脑另研　朱砂另研　乌犀角镑末

上为末，用安息香并炼蜜丸桐子大。温水化服四丸。每两作十丸，熔黄腊包裹为善。

青州白丸子　治半身不遂，口眼㖞斜，痰涎壅塞，手足顽麻。

半夏水洗过，生用，七两　川乌头去皮脐，生用，半两　南星生用；二两　白附子二两，生用

上为末，用绢袋盛之，水浸日，如急用，以糊丸桐子大。每服十丸，姜汤下。

瓜蒂散

瓜蒂二钱　赤小豆五分

上为末，每夜于鼻内搐之，取下黄水，内服凉剂。

手足不随

夫妇入风痹，手足不随，或肌肤疼痛，或肢体麻木。盖诸阳之经，皆起于手足，循行肢体，因气虚风邪所客而为患也。经云：邪之所凑，其气必虚。《丹溪心法》附录云：若人大拇指麻木不仁，或手足少力，或肌肉微掣，三年内必有大风之症，宜先服八风汤、天麻丸、防风通圣散以预防之。殊不知河间云：风者，病之末也。所以中风有瘫痪者，非谓肝木之风内中，亦非六淫风邪外袭，良由五志过极，心火炽盛，肾水虚衰，不能制之，则阴虚阳实而热气怫郁，心神昏愦，筋骨无用而卒倒无知也。治当以固元气为要，若遽服八风等药，则反伤元气，适足以招风取中也。

附治验

《薛案》：一孀妇胸胁胀痛，内热晡热，月经不调，肢体瘈麻，不时吐痰。余曰：此本郁怒伤肝脾也。朝用归脾汤以解郁结，生脾气，夕用加味逍遥散以生肝血，清肝火，百余剂而愈。后因怒，肢体复麻，用补中益气加山栀、茯苓、半夏而痊。后复怒，病再作，月经如注，脉浮洪而数，此肝火伤脾不能摄血所致也。用六君、芎、归、炮姜，一剂而血止；用补中益气加炮姜、茯苓、半夏，四剂而胃醒；更用归脾汤、逍遥散调理而痊。

云溪尝治一妇人，左胁刺痛，胸膈不宽，内热口干，形气殊倦，半边不遂，两关脉弦数。余以为此肝火炽盛而侮脾土也。晚用逍遥散原方，加入丹皮、焦栀、生地，早用高鼓峰滋肾生肝饮，各三十剂而痊。

三痹汤 治血气凝滞，手足拘挛，风痹等疾。

续断酒浸，炒　杜仲去皮，切，姜汁炒　防风　桂心　细辛　人参　白茯苓　当归　白芍炒　黄芪炒　牛膝酒浸，炒　甘草五分，炒　秦艽　生地　川芎　独活三分

上姜水煎服。一方有片姜黄。

东垣羌活汤 治湿热身重，或眩晕麻木，小便赤涩，下焦痿软，不能行履。

羌活　防风　柴胡　藁本　独活　茯苓　泽泻　猪苓　黄芪炒　甘草炙　陈皮　黄柏酒炒黑　黄连炒　苍术　升麻　川芎五分

上水煎服。

高鼓峰滋肾生肝饮

大熟地四钱　山药　山茱萸　茯苓　白芍二钱　丹皮　泽泻　当归钱半　柴胡钱二分　炙草一钱

上姜枣为引，煎服。

伤风自汗

古方续命、排风、越婢[①]等汤，皆用麻黄，取其发汗

---

① 婢：原作"痹"，据《金匮要略·水气病脉证并治第十四》改。

而散风邪也。然而无汗者为宜，若自汗者用之，则津液转脱，反为大害。故仲景云：中风自汗，用桂枝汤。盖腠理不固，因中风自汗者，非用桂枝汤不能和荣卫而解表邪，或防风白术牡蛎汤。若过服风药而自汗者，用白术防风汤。若阳气虚弱而自汗者，用芪附汤。若兼盗汗，用补中益气汤送六味丸，如不应，用当归六黄汤。

防风白术牡蛎散　治中风气虚，腠理不密，自汗不止等症。

白术炒　牡蛎煅　防风等分

上为末，每服二三钱，米饮下，日三服。如不止，服黄芪建中汤。

柴胡桂枝汤　治伤风发热自汗，或鼻鸣干呕，或痰气上攻等症。

桂枝二钱　黄芩白芍炒　人参钱半　甘草炙　半夏姜制
生姜一钱　柴胡四钱　大枣二枚

上作一剂，水煎服。

白术防风汤　治服表药过多而自汗者。

白术炒　黄芪炒，二两　防风一两

上每服五七钱，水煎温服。未应倍之。

筋脉瘈疭

《医学纲目》云：瘈者，筋脉急也；疭者，筋脉缓也。急则引而缩，缓则纵而伸，或缩或伸，动而不止者，名曰瘈疭，俗谓之发搐是也。凡癫痫、风痉、破伤风三症，皆能瘈疭。但癫痫则仆地不省，风痉瘈疭则角弓反张，破伤风瘈疭则有疮口。大抵瘈者，属肝经风热血燥，或肝火妄动血伤；疭者，属肝经血气不足，或肝火汗多亡血，以致手足伸缩不已，抽搐不利。若因风热血燥，用羚羊角散，加钓藤钩、山栀。若肝火妄动，用加味四物汤，加钓藤钩、山栀。若肝经血气不足，用八珍汤，加钓藤钩、山栀。若肝火亡血，用加味逍遥散，加钓藤钩、山栀。如不应，须用六味丸，以补肾水，生肝木为主，佐以前剂治之。若其脉长弦者，是肝之本脉也，则易治；其脉短涩者，是肺金克肝木也，则难治。其面色青中见黑者，是水生木也，当自愈；青中见白者，是金克木也，必难愈。

附治验

云溪尝治一妇人，素口苦，月经不调，时发寒热，每当寒时，颈项动掉，手足抽搐，口吐涎沫，寸关脉弦数而滑。余曰：此肝经血虚，鼓动浮火，内热伤风所致。遂用加味逍遥散原方，加入净藤钩三钱，胆南星二钱，服二十剂而痊。后以治小儿惊风，应手奏效。

虚风颤振

薛立斋云：颤振者，掉眩也。《易》曰：鼓万物者，莫疾乎风。鼓之为言，动也。大抵掉眩乃风木之摇运也。诸风掉眩，皆属于肝。治法宜用逍遥散，加参、术、钓藤钩，无不应验。或脾血虚弱，用六君子，加芎、归、钓藤钩。胃气虚弱，用补中益气汤，加钓藤钩。若产后颤振，乃气血亏损，虚火益盛而生风也。切不可以风为论，必当大补，斯无误矣。

附治验

《薛案》：一妇人，性善怒，发热，经水非过期则不及，肢体倦怠，饮食少思而颤振。余以为脾气不足，肝经血少而火盛也。午前以调中益气汤，加茯苓、贝母送六味丸，午后以逍遥散送六味丸，两月余而痊。

风寒臂痛

妇人臂痛，或经脉挛急，遇寒则剧者，由肝气虚弱，风寒客于经络，故臂痛而不能举，或痛无定处，此脾虚邪气所搏，中脘伏痰，故其脉沉细。愚按：大抵治此病者，总以补气养血为主，加以桂枝、片姜黄、藤钩、桑枝等药，出入加减。或以毫针刺肩髃、曲池、阳溪等穴，需以时日，无不奏效。每见业医者治此，多用灸法，艾火下行有力，伤筋烁骨，治成残疾者屡屡。或用羌活、防风、独活一派风药，以燥其血，亦鲜成功。更有用枳壳、陈皮、香附以利其气，而不加入补气和血之品，亦少见成功也。

附治验

云溪尝治一妇人臂痛，经脉挛急，遇寒则剧，或臂痛而不能举，或痛无定处，其脉紧细。

余曰：此由肝气虚弱，风寒客经络所致。遂立方用六味汤，加当归、白芍、片姜黄、桂枝，三十剂而痊。

附方

舒筋汤 治风寒所伤，肩臂作痛，及腰下作痛，又名五痹汤。

片姜黄一钱　甘草炒　羌活三分　白术　海桐皮　当归　赤芍五分

上水煎服。

秦艽地黄汤 治肝胆经风热血燥，肩臂疼痛，或经脉引急，或时牵痛，其内症发热，或寒热晡热，月经不调，或肢体酸痛等症。

秦艽　熟地黄　当归　川芎　芍药　牡丹皮　白术　茯苓一钱五分　钓藤钩一钱　柴胡　甘草炙，各三分

上水煎服。

贼风偏枯

论曰：贼风偏枯，其状半身不遂，肌肉枯瘦，骨间作痛。经云：汗出偏沮①，使人偏枯。如树木一枝，津液不到则枯槁，被风所害。古人有云：医风先医血，血行风自灭。此论得之。大抵此症，多因胎前产后失于调养，以致

---

① 沮：原作"枯"，据《素问·生气通天论》改。

精血干涸，肝木枯槁。治法当滋其化源。考之《生气通天论》曰：风客淫气，精乃亡，邪伤肝也。《阴阳应象大论》曰：风气通于肝，风搏则热盛，热盛则水干，水干则气不荣，故精乃亡。此风病之所由作也。

附方

大八风汤　治中风偏枯，失音不语，时复恍惚，或昏愦发热。

杏仁去皮尖，麸炒黄　当归　甘草炒　桂心　干姜炮，二两　五味杵，炒　升麻二两　川乌炮，去皮尖　黄芩炒　白芍炒　独活　防风　川芎　麻黄去节　秦艽　石斛去根，酒浸　人参　茯神去木　石膏　黄芪炒　紫菀一两　大豆三两，去皮，炒

上每服五钱，水煎服。

续断汤

当归三两　陈皮　芍药炒　细辛一两　生地黄二两　续断酒浸，炒

上每服五七钱，水煎。脏寒下痢加熟附子一两。

金生虎骨散　治半身不遂，肌肉干瘦。忌用麻黄发汗，恐津液枯竭。惟当润筋养血消风。

当归二两　赤芍药　续断酒浸，炒　白术　藁本　虎骨炙，五两　乌蛇肉炙，半两

上为末，每服二钱，酒调。骨痛加生地一两，自利加天雄半两。

虎胫骨酒 治中风偏枯，四肢不随，一切风痹，筋脉挛拳。

石斛　石楠叶　防风　虎胫骨炙　当归　茵芋叶　杜仲炒　牛膝酒浸,炒　续断酒浸,炒　芎劳　巴戟去心　狗脊一两

上以绢囊盛药，用酒一斗，渍十日。每服一盏，温饮。

偏风口㖞

偏风口㖞者，因体虚受风而入足阳明胃经。盖足阳明之经，上夹于口，风乘之，其筋偏急故也。此症当参本卷首论治之。

附治验

《薛案》：一妇人怀抱郁结，筋挛骨痛，喉间似有一核，服乌药顺气等药，口眼歪斜，臂难伸举，痰涎愈多，内热晡热，食少体倦。余以为郁火伤脾，血燥生风。用加味归脾汤二十剂，形体渐健，饮食渐进。又用加味逍遥散十余剂，痰热少退，喉核少消。更用升阳益胃汤数剂，诸症渐愈。但臂不能伸，此肝经血少而筋挛耳，用六味地黄丸以滋肾水，生肝血而愈。

怔忡惊悸

夫心藏神，为诸脏之主，血气调和，则心神安静。若劳伤心血，外邪乘袭，则心神惊悸恍惚，忧惧不安，有属

虚、属痰、属火、属惊之不同。假如病因惊而致，惊则神出其舍，痰乘而入矣。盖人之所主者心，心之所养者血，心血一虚，神气不守，此惊悸之所由作也。治当调养心血，和平心气而已。

《薛案》：金氏妇暑月赴筵，因坐次失序，自愧成病，言语失伦，两脉弦数。余曰：当补脾导痰清热。以数巫者，喷水咒之而死。或谓病既无邪，以邪治之，何至于死。余曰：暑月赴筵，外受蒸热，辛辣适口，内伤郁热，而况旧有积痰，加至愧闷，其痰愈盛；又惊以法尺，益惊其神，而气血不宁；喷以法水，闭其肌肤，而汗不得泄；内燔则阴既消而阳不能独立，不死何待？故滑伯仁先生云：若胆气虚寒，用茯神汤。胆气实热，用酸枣仁丸。心气虚热，用定志膏、茯苓补心汤。心气实热，用朱砂安神丸、茯神散。

《薛案》：文学归云桥内，月事不及期，忽崩血昏愦，发热不寐。或谓血热妄行，投以寒剂益甚。或谓胎成受伤，投以止血，亦不效。余曰：此脾气虚弱，无以统摄故耳，法当补脾而血自止。用补中益气加炮姜，不数剂而验。惟终夜少寐惊悸，别服八物汤，不效。余曰：杂矣，乃与归脾汤加炮姜以补心脾，遂如初。

《薛案》：一妇人惊悸，怔忡无寐，自汗盗汗，饮食不甘，怠惰嗜卧，用归脾汤而愈。至年余怀抱郁结，患前症，兼衄血、便血，仍用前汤而愈。

茯神散 治五脏气血虚弱，惊悸怔忡，宜用此安神定志。

茯神　人参　龙齿另研　独活　酸枣仁炒，二钱　防风　远志去心　桂心　细辛　白术炒，三钱　干姜炮，三两

上为末，每服四五钱，水煎服。或蜜为丸服。

茯神汤 治胆气虚冷，头痛目眩，心神恐畏，不能独处，胸中烦闷。

茯神　酸枣仁炒　黄芪炒　柏子仁炒　白芍炒　五味杵，炒，一两　桂心　熟地自制　人参　甘草炒，半两

上每服五钱，姜水煎。

酸枣仁丸 治胆气实热，不得睡卧，神思不安，惊悸怔忡。

茯神　酸枣仁炒　远志去心　柏子仁炒　防风一两　枳壳麸炒　生地黄杵膏，半两　青竹茹二钱五分

上为末，炼蜜丸桐子大。每服七八十丸，滚汤下。

养心汤 治下血过多，心血虚，惊悸怔忡不宁，或盗汗无寐，发热烦躁。

黄芪炒　白茯苓　茯神　半夏曲　当归酒拌　川芎半两　辣桂去皮　柏子仁　酸枣仁炒　五味子杵，炒　人参三钱　甘草炙，四钱

上每服三五钱，姜枣水煎服。

治要茯苓散 治心经实热，口干烦渴，眠卧不安，或心神恍惚。

茯神　麦冬一两五钱　通草　生地一两二钱半　大枣十二枚　紫菀　桂心七钱五分　黄连一两　赤石脂一两七钱五分　淡竹茹五钱

上每服一两，水煎。

温胆汤　治胆虚痰热，惊悸不眠。

半夏　竹茹　枳实麸炒，二两　陈皮　生姜四两　甘草炒，二两

上每服一两，水煎。

半夏汤　治胆腑实热，精神恍惚，寒热泄泻，或寝汗增①风，善太息。

半夏一钱五分　黄芩一钱　远志一钱　生地黄二钱　秫米一合　酸枣仁炒，三钱　宿砂一钱五分

上长流水煎服。

风邪颠狂

妇人颠狂，由血气虚而风邪所乘，若邪并于阴则发狂，邪并于阳则发颠。夫颠者，卒发而意不乐，直视仆地，吐涌涎沫，口喝目急，手足撩戾，无所知觉，良久而生。狂者少卧不饥，自高贤，自辨智，自贵倨，妄笑歌乐，妄行不休。《素问》云：阳厥狂怒，饮以铁落狂怒出于肝，肝属木，铁落金也，以金制木之意。刘宗厚先生云：有在母

---

①　增：通"憎"。《墨子·非命下》："帝式是增。"毕沅元："增、憎字通。"

卷 二 杂 症 门 六九

腹中受惊者，或有闻大惊而得者。盖惊则神不守舍，舍空则痰涎归之。或饮食失节，胃气有伤，痰停胸膈而作。当寻火寻痰固元气。若顽痰胶固上膈，必先用吐法。若在肠胃，亦须下之。切不可用辛散祛逐脑麝之剂，必为败症。缘辛散药，引邪入里也。

治颠神应方

当归　生地黄　丹皮各二两　橘红　黄连　羚羊角半夏　南星一两　青黛五钱

上为末，辰砂为衣，空心白滚汤下。

治狂经验方

桃仁去油，研如霜　川黄连一两　朱砂　礞石硝煅金色芦荟五钱　沉香一钱五分　寒水石　生黄芩　大黄二两

上用姜汁一茶杯，将大黄切片，浸透，于炭火上焙干，再浸再焙，以收尽姜汁为度，各研成末，水法为丸。淡姜汤，临卧时每服二钱。

坠痰丸　治痰火凝结，轻狂妄语。

大黄二两，酒煨　贝母去心　胆南星　煅青礞石　石菖蒲一两　麝香七分　蛇含石煅，红醋淬七次，五钱

上为末，姜汁为丸，每服一钱，空心白滚汤下。

秘治颠狂奇方

生白砒一钱　巴豆霜去尽油　朱砂一钱

为末，面糊为丸，每服七粒，新汲井华水送下，忌大荤①油盐一月。

---

① 荤：原作"晕"，据文义改。

防风茯神散　治风颠，啼泣歌笑，或心神恐惧，或语言失常。

防风　茯神　独活　人参　远志去心　龙齿　菖蒲去毛　石膏　牡蛎煅，一两　秦艽　禹余粮煅　桂心五钱　甘草炒，三分　蛇蜕一条，炙

上每服五钱，水煎服。

飞尸血厥

夫飞尸者，游走皮肤，穿行脏腑，每发刺痛，变作无常。遁尸者，附骨入肉，攻通血脉，见尸丧、闻哀哭便发。风尸者，淫濯四肢，痛而昏沉，得风雪便作。沉尸者，缠骨结脏，内肿心胁，发而绞痛，遇寒冷便作。注尸者，举身沉重，精神错杂，时觉昏愦，每至节气便作。并宜苏合香丸治之。丹溪云：凡人忽手足逆冷，肌肤起如米粒，头面青黑，精神恍惚，或错言妄语，或牙关紧急，或昏瞆仆倒，吊死问丧，入庙登墓，多有此病，先以苏合香丸灌之，次服调气散、平胃散。若人身忽然不动，目闭口噤，恶闻声音，眩冒，顷时方寤，此由出汗过多，气并于血，阳独上而不下，气壅塞而不行耳。气过血还，阴阳复通，移时方寤，名曰郁冒，亦名血厥。宜服白薇汤、仓公散。

《薛案》：一妇人，忽昏愦发谵语，自云为前谋赖某人银两，某神责我，将你起解，往城隍理问。两脚踝膝臀处

皆青肿，痛不可忍，口称苦楚，次日方苏，痛尚不止。用金银藤两许，水煎服即愈。

一妇人入古墓，患前症，以紫金锭灌之即苏。通政余子华、太常汪用之，皆因往吊而卒死丧家，想即是症。

白薇汤

白薇　当归一两　人参　甘草一钱

上每服五钱，水煎。

仓公散　治卒中鬼击，心腹如刺，下血不省，及卧魇啮脚指不觉，并诸毒等症。

皂荚　藜芦　雄黄研　矾石煅，研，各等分

上每用少许吹入鼻中，未嚏再吹，以得嚏为度。

硫黄散　治尸厥不省，四肢逆冷，腹中如雷鸣，或痰气不降。

焰硝半两　硫黄一两，各另为细末

上每服三分，酒调灌之，良久再服即苏。

李子豫八毒赤丸　一名杀鬼杖子，专治一切卒厥飞尸，客忤鬼击，必斋戒沐浴，诚心修合。

雄黄　矾石　朱砂　附子炮　藜芦　丹皮　巴豆一两
蜈蚣一条

上为末，蜜丸如小豆大。每服五七丸，冷水送下，无时。

调气散　治气厥不省，或痰气上壅，及治气滞胸膈不利。

白豆蔻　丁香　檀香　木香二钱　藿香　甘草炙，六钱
砂仁四钱

上为末，每服二钱，入盐少许，沸汤调下。

神仙追毒丸又名紫金锭　能解一切毒，或狐狸、莽草、毒菌、河豚、疫死牛马肉毒，或蛇、犬、恶虫所伤，及鬼怪、恶疮等毒，或二广断肠草、蛇毒化菌等毒。

文蛤即五倍子，槌破，洗，焙为末，三两　山慈菇去皮净末，二两　麝香一钱，另研　千金子去壳，研，去油，一两　红芽大戟去芦，焙为末，一两半

上用糯米浓饮，和作四十粒，用井华水，或薄荷汤磨服，利一两次，用粥止之。修合须端午、七夕、重阳，或天德、月德日，于净室焚香修制，效验不能具述，宜珍藏之。凡人居家出入，不可无此药。岭外有妇与旅合，阴以定年，药置食中。且戒之曰：子几时来。果从其言，彼复以药解之，可无恙。若过期不往，必死。若遇此毒，及前一应诸毒，服前药一粒，或吐或下即愈。昔有女子劳瘵，为尸虫所噬，磨服一粒，吐下小虫，更服苏合香丸遂愈。若菌蕈、菰子、砒石，时行瘟疫，山岚瘴气，自缢溺水，打折伤死，瘀血内滞，心头微温，用姜汤磨灌一粒可苏。其急喉闭，缠喉风，脾肿赤眼，痈疽发背诸疮，汤火所伤，用东流水磨涂并服。颠邪鬼气鬼胎，暖酒磨服。

卷三　杂症门

血风肢体疼痛

妇人杂症，惟血风最多。缘冲任之脉，起于胞内，为经脉之海，手太阳小肠、手少阴心二经为表里。女子十四而天癸至，肾气全盛，冲任流通，经血既盈，应时而下。若禀阴血不足，月信方来，腠理不密则风冷承之。经云：邪之所凑，其气必虚。又曰：风者，善行而数变。故有血风之症。或骨节疼痛，肢体发热，口舌咽干，状态多端，总属邪正相搏。主治之法，若肝经血热，用四物、羌活、黄芩、黄柏；肝经血虚，用逍遥散、山栀、川芎；骨痛筋挛，用当归没药丸；倦怠无力，用补中益气加羌活、川芎。

附治验

《薛案》：一妇人，自汗盗汗，发热晡热，体倦少食，月经不调，吐痰甚多。二年后，遍身作痛，阴雨益甚。此气虚而风寒所乘，用小续命汤，疼痛顿止。用补中益气、加味归脾三十余剂，诸症悉愈。

一妇人月经不调，且素有痛风，过劳必作，用众手重按，痛稍止。此气血俱虚，用十全大补加独活而痛痊，用六味丸、逍遥散而经调。

羚羊角散　治血风身体疼痛，手足无力。

羚羊角镑　酸枣仁炒　生地黄　槟榔一两　五加皮　防风　赤芍　当归酒洗　骨碎补炒　海桐皮　川芎五钱　甘草三钱

上为末，每服二钱，温酒调下。

通灵丸　治血风疼痛不可忍者。

白附子　僵蚕一两，炒，去丝　全蝎半两，炒　麝香三分

上为末，炼蜜丸桐子大。每服十丸，温酒下，日三服。

当归没药丸　治血风肢体刺痛，筋挛骨痹，或足手麻木。

五灵脂炒　当归一两　没药半两

上为末，醋糊丸桐子大。每服三十丸，姜汤下。

虎骨散　治血风走痛，或打扑作痛。

虎骨酥炙　败龟板酥炙　当归酒洗　桂心　牛膝酒洗漏芦　地龙去土　威灵仙　元胡索炒　自然铜制，等分

上为末，每服二钱，热酒调下。

白虎历节走疰①

妇人血风，有白虎历节之名。此由体虚风邪乘之，随血而行，或淫溢皮肤，或卒然掣痛走疰，有如虎啮。有谓

---

① 疰：通"注"。《脾胃论·脾胃盛衰论》："或身体沉重，走疰疼痛。"

之行痹者，有谓之流火者。大抵按之其痛益甚，属病气实；按之痛稍缓，属元气虚；劳役而痛者，亦元气虚也；饮食失宜而痛者，脾气虚也；恼怒而痛者，肝火盛也；若昼轻而夜重者，血分病也。

附治验

《薛案》：一妇人历节疼痛，发热作渴，饮食少思，月经过期，其脉举之洪大，按之微细，用附子八物，四剂而痛止，用加味逍遥而元气复，用六味而月经调。

云溪尝治一张姓妇，患痛风症，或痛在足，或痛在臂，又痛在脊、腰腹、胸胁，一日之内，数易其处。延余诊治，脉浮缓沉弦。余曰：此白虎历节走痓也。用四物汤为主药，取治风先活血，血活风自灭之义，加入羌活、防风以行太阳，葛根、升麻以行阳明，柴胡、川芎以行少阳，复佐以藁本、蔓荆、桂枝、牛膝、木瓜、独活，使以姜汁、荆沥，令其上蟠下际，无乎不到，五剂而痛止，十剂而病根除。

漏芦散　治走痓疼痛。

漏芦　当归酒洗　牛膝三钱　桂心　地龙去土　防风　羌活　白芷　没药　甜瓜子半两　虎胫骨　败龟板各一两，酥炙

上为末，每服二钱，热酒调下。

麝香丸　治历节诸风走痛，或如虫行。

大川乌三个，去皮尖，生用　全蝎二十一个　黑豆二十一粒

地龙去土，五钱　麝香一字①

上为末，米糊丸绿豆大。每服十丸，温酒下。许学士云：得此方，凡历节及不测疼痛，一二服便瘥。一贵妇遍身走痛，夜如虫啮，三服而愈。

附子八物汤　治历节痛如锤锻。

附子炮　干姜炮　白芍炒　茯苓　人参　甘草　桂心五分　白术一钱五分

上水煎服一方，去桂，用熟地黄二钱。

小续命汤　治刚痉，或脚气痹弱不能转舒，行步欹侧，或口眼㖞斜，牙关紧急，角弓反张。

麻黄　桂心　甘草半两　防风三字　白芍炒　白术炒　人参　川芎　附子炮　防己酒拌　黄芩炒，等分

上每服五钱，水煎，入姜汁少许温服，若自汗为柔痉，去麻黄，有热去附子，减桂一半，盛冬初春去黄芩。一妇人两踝作痛，上行膝、髀、肩、肘，痛如锤锻，至夜尤剧，六脉皆紧，一剂而愈。

瘾疹瘙痒

妇人因体虚，受风寒相搏，发为瘾疹。五心烦热，不时瘙痒，有赤白之分别，皆为血风攻疰也。经云：汗出见湿，乃生痤疿。凡人汗出不可露卧沐浴，使人身振寒热，

---

① 一字：计量单位，约合今之0.4克。古以唐开元通宝钱币抄取药末，将药末填满钱面四字中的一字之量。

致生风疹。有身发疙瘩，或如丹毒，痒痛不常者，或脓水淋漓，发热烦渴，头目昏眩，日晡益甚者，惟宜调气养血，疏肝和脾。若专用风药，复伤阴血，必致筋挛等症。

附治验

《薛案》：一妇人身发疙瘩，或如丹毒，痒痛不常，搔碎成疮，脓水淋漓，发热烦渴，头目眩晕，日晡益甚。此血虚内热症，以当归饮加柴胡、山栀而愈。

一妇人患前症，肢体疼痛，头目不清，自汗盗汗，月水不调，肚腹作痛，食少倦怠，先用人参荆芥散，后用逍遥散治之而痊。

一妇人因忿怒，身发疙瘩，憎寒发热。余谓肝火，用小柴胡汤加山栀、黄连治之而愈。后口苦胁痛，小便淋漓，后用前药全愈。

一室女十四岁，天癸未至，身发赤斑，痒痛，左关脉弦数，此因肝火血热，以小柴胡汤加山栀、生地、丹皮治之而愈。若因怒而致者，亦宜治以前药。

何首乌散　治皮肤瘙痒游走无定。

何首乌　防风　白蒺藜炒　枳壳麸炒　天麻　僵蚕

胡麻炒　茺蔚子　蔓荆子一钱　茵陈五分

上水煎服。

人参荆芥散　治遍身疼痛，瘾疹瘙痒，心忪①烦倦，

---

①　忪（zhōng 中）：指心动不定。

寒热盗汗，颊赤口干，痰嗽胸满，月水不调，腹痛癖块。

荆芥　人参　生地　柴胡　鳖甲醋炙　枣仁炒　枳壳麸炒　羚羊角镑　白术七分　川芎　当归酒拌　桂心　防风　甘草五分

上姜水煎，日二服。

头目眩晕

妇人头眩，由气虚风入于脑，循脉引于目系，目系急而然也。丹溪云：眩者言其黑运旋转，其状目闭眼暗，身转耳聋，如立舟船之上，起则欲倒。盖虚极乘寒得之，亦不可一途而取轨也。若风则有汗，寒则掣痛，暑则热闷，湿则重滞，此四气乘虚而眩晕也。若郁结生痰而眩晕者，此七情虚火上逆也。若淫欲过度而眩晕者，此肾虚气不归源也。若吐衄、漏崩而眩晕者，此肝虚不能摄血也。有早起眩晕，须臾自定者，元气虚也。主治之法，肝虚头晕，用钩藤散；肾虚头痛，六味丸，或正元饮下黑锡丹；头晕吐痰，养正丹、八味丸；血虚，四物汤加参、苓、白术；气虚，四君加归、芪；肝木实，泻青丸，虚用地黄丸、川芎散；脾气虚，二陈汤，加参、术、柴胡、升麻；脾胃有痰，半夏白术天麻汤；风痰上壅，四神散；发热恶寒，八物汤；七情气逆，四七汤；伤湿而晕，除湿汤。

附治验

《薛案》：一妇人素头晕，不时而作，月经迟而少，此中气虚弱，不能上升而头晕，不能下化而经少，用补中益气汤而愈。后因劳仆地，月经如涌，此劳伤火动，用前汤加五味子，一剂而愈。前症虽云，气无所附，实因脾气亏损耳。

养正丹　治虚风头眩，吐涎不已。盖此药升降阴阳，补接真气，非止头眩而已。

黑铅　水银　硫黄研　朱砂研，一两

上用砂器镕铅，下水银搅匀离火，少时入硫砂再搅，候冷为末，饭丸绿豆大，每服三十丸，空心、食前枣汤下。

钩藤散　治肝厥头晕。

钩藤　陈皮炒　半夏　麦门冬去心　茯苓　茯神　人参　甘菊花　防风一钱　炙草三分　石膏煨，二钱

上姜水煎。

川芎散　治肝肾虚风，头目眩晕，或头痛耳鸣，目系紧急。

小川芎　**山药**　**茯神**　**人参**　**甘菊花**半两　山茱萸肉一两

上末之，每服二钱，酒调，日三服。

二①**五七散**　治八风五痹，肢体不仁，或风寒入脑，头痛目旋，耳内蝉鸣。

---

① 二：据下文，当作"三"。

附子炮　细辛三两　干姜炮　山茱萸五两　防风　山药七两

上为末，每服二钱，温酒调。

四神散　治血风眩晕，头痛，寒热唾痰。

菊花　当归酒洗　旋覆花　荆芥穗一钱

上葱白三寸，茶末一钱，水煎。

正元饮　治下元虚败，痰气上涌，头目眩晕，脏腑滑泄，时或自汗，手足逆冷，霍乱转筋等症。

红豆炒，二钱　人参　茯苓　甘草炙　白术二两　肉桂五钱　附子炮　川芎　山药姜汁炒　乌药　干葛一两　干姜炮，三钱　炙芪一两半

上每服三钱，姜枣水入盐少许煎，送黑锡丹。

黑锡丹　治真阳虚败，痰气壅塞，心火炎炽，或赤白带下等症。

肉桂　沉香　附子　葫芦巴酒浸，炒　破故纸炒　茴香炒　木香　金铃子蒸，去皮核　肉豆蔻麸裹煨　阳起石一两，研　硫黄　黑锡去灰，二两

上将黑锡、硫黄入铫①内，炼结砂子，倾出地上，去火毒，研细，余药为末和匀，再研至黑光色，酒糊丸桐子大。阴干入布袋，擦令光润，每服四十丸。

---

① 铫（diào 掉）：一种带柄有嘴的小金属锅。

血气头痛

许学士云：妇人患头风者，十居其半，每发必掉眩，如在车船之上。盖因肝经血虚而风邪袭之尔。东垣云：足太阳头痛，脉浮紧，恶风寒，川芎、羌活、独活、麻黄为主。手少阳经头痛，脉弦细，往来寒热，柴胡为主。足阳明头痛，身热，目疼，鼻干，恶寒发热，脉浮缓而长，升麻汤，或石膏、白芷为主。手太阳头痛，有痰，体重，或腹痛，为痰癖，脉沉缓，苍术、半夏、南星为主。足少阴经头痛，足寒气逆，为寒厥，脉沉细，麻黄附子细辛汤为主。足厥阴头项痛，或吐涎沫，厥冷，脉浮缓，吴茱萸汤主之。诸血虚头痛，当归、川芎为主。诸气虚头痛，人参、黄芪为主。气血俱虚头痛，调中益气，少加川芎、蔓荆、细辛。痰厥头痛，半夏白术天麻汤。厥逆头痛，羌活附子汤。如湿气在头者，以苦吐之，不可执方而治。若脉杂乱而病见不一，且补胃为主。

附治验

《薛案》一妇人，因劳耳鸣，头痛，体倦，用补中益气加麦冬、五味而痊。三年后得子，因饮食劳倦，前症益甚，月经不调，晡热内热，自汗盗汗，用六味地黄丸，补中益气汤顿愈。经云：头痛耳鸣，九窍不利，肠胃之所生也。故脾胃一虚，耳目九窍，皆为之病。

一妇人两眉棱痛，后及太阳，面青善怒，此肝经风热之症。用选奇汤合逍遥散，加山栀、天麻、黄芪、半夏、黄芩而痊，此症失治多致伤目，或两耳出脓，濒危矣。

川芎当归散　治妇女肝经血虚伤风头痛。

川芎一钱　当归　羌活　旋覆花　蔓荆子　细辛　防风　石膏煅　荆芥穗　藁本　炙草　半夏曲　生地黄五分

上姜水煎。

白附子散　治风邪风痰，头痛连齿，不时举发，或历年不痊。

麻黄不去根节　乌头炮，去皮　南星炮，半两　白附子炮，一两　全蝎炒，五枚　辰砂　麝香　白姜炮，一钱

上为末，酒调服三分，卧少时。

川芎茶调散　治诸风上攻，头目昏重，偏正头痛。

薄荷八两　川芎　荆芥四两　羌活　白芷　防风　炙草二两　细辛一两

上末之，每服二钱，食后茶清调。

硫黄丸　治头风不问新久，服此除根，屡用屡效。

硫黄二两　硝石一两

上为末，滴水丸指顶大。每服一丸，空心，细嚼茶清下。

一方用生莱菔汁，仰卧注两鼻，数年之患，一注即愈。

一方治风邪犯脑，患头痛不可忍，不问年岁。

硝石　人中白　脑子等分

上为末，用一字，吹入鼻中。

调中益气汤　治血气俱虚而头痛。

白芍　当归　白术　人参三分　升麻　柴胡　橘皮二分
黄芪一钱　甘草五分　五味七粒

上水煎。

半夏白术天麻汤　治痰厥头痛。

半夏一钱半　白术　神曲炒，一钱　天麻　黄芪　人参
苍术　陈皮　泽泻　茯苓五分　干姜三分　大麦蘖一钱半
黄柏酒制，二分

上每服半两，水煎。

羌活附子汤　治厥逆头痛。

麻黄　白芷　黄柏　黑附子炮　白僵蚕三分　羌活
苍术　防风　甘草　升麻　黄芪五分

上水煎服。

选奇汤　治风热上壅，眉棱骨痛，或头目眩晕。

黄芩酒制，冬去之　羌活　防风三钱　甘草二钱，夏生
冬炒

上每服三钱，水煎，时时服。

颈项强痛

夫颈项属足太阳膀胱、足少阴肾，二经相为表里。若感风寒湿气，则发热恶寒，颈项强急，腰背反张，瘛疭口噤，脉沉迟弦细。新产血虚出汗，多患此症。若因鼾睡失

枕而致，用三五七散、追风散。若风邪所伤，用都梁丸、木瓜煎。

附治验

《薛案》：一妇人，耳内或耳后项侧作痛，寒热口苦，月经不调，此肝胆经火兼伤脾胃，用四君加柴胡、升麻、黄芪、白芍而痊。后因劳役怒气，呕吐胁胀，用六君子加山栀、柴胡而安。

一妇人因怒，寒热作渴，左目紧小，头颈动掉，四肢抽搐，遍身疼痛，此血虚肝热则生风也。用加味逍遥加钩藤钩数剂，诸症渐愈，又用八珍汤而痊。

追风散 治风邪所乘，头目眩痛，口眼歪斜，牙关紧急，或百节疼痛，鼻塞声重，项背拘急，皮肤瘙痒，面若虫行。

川乌炮，去皮脐尖　防风　石膏煅　川芎　炙草　荆芥穗　白僵蚕炒，去丝，一两　天南星　羌活　地龙去土　白附子　全蝎去尾针　白芷五钱　没药研　草乌炮，去皮脐尖　乳香研　雄黄研，一两

上为末，每服五钱，用茶清少许，食后临卧调下。

羌活胜湿汤 治头痛、脊痛、腰似折、项似拔。

羌活　独活钱半　藁本　防风　炙草一钱　川芎　蔓荆子八分

上姜水煎服。

都梁丸 治诸风项背不利，头目眩晕，脑门作痛，或

产前产后伤风，头目昏重，血风头痛。用白芷末蜜丸弹子大，每服一丸，细嚼，荆芥汤煎下。

木瓜煎

木瓜不犯铁器，二个，取盖去瓤　　没药二两，研　　乳香一两，研

薛立斋云：上以木瓜去核入二药，仍盖合之，饭上蒸烂，研成膏。每服三匙，生地黄汁半盏，无灰酒和服。有人患此，自午发至夜方止。余曰：此足少阴经症，发必先从足起。盖足少阴之筋，自足大指起至头，筋者，肝之合也，日中至夜，天之阳，阳中之阴。又曰：阳中之阴，肺也。自离至兑，阴旺阳弱之时。故《灵宝毕法》[①]云：离至乾，肾气绝而肝气弱。肝肾二脏受阴气，故发于是时。予受此方，三服而愈。

腰腿疼痛

夫肾主于腰，女人胞络系焉。若肾气虚弱，外感六气，内伤七情，风冷客于脉络，故腰腿作痛也。治当补元气为主，佐以祛邪之剂。陈无择云：若形体虚羸，面色黧黑，腿足痿软，不能行立，此失志所为也。腹急胁胀，目视䀮䀮[②]，宗筋弛纵，白淫下注，此郁结所为也。肌肉不

---

① 灵宝毕法：汉代著作，全名《秘传正阳真人灵宝毕法》，又名《钟离授吕公灵宝毕法》。

② 䀮（huāng 荒）䀮：目不明。

仁，饮食不化，肠胃胀满，闭坠腰胁，此忧思所为也。皆属内因。若腰冷作痛，身重不渴，小便自利，饮食如故，因劳汗出，腰痿胁痛，或坠堕血滞，或房劳精竭，皆属内外因也。主治之法，失志肾虚热者六味丸；肾虚寒者八味丸；腰膝痛者寄生汤、养肾散；瘀血滞者如神汤、舒筋汤；房劳腰痛者青娥丸、十补丸。

附治验

《薛案》：一妇人腰痛三年矣，每痛必面青，头晕目紧。余以为肝脾气虚，用补肝散而愈。三年后，因劳役患头痛，兼恶心，用补中益气汤，加茯苓、半夏、蔓荆子而痊。

一妇人苦腰痛，数年不愈，余用白术一味，大剂服，不三月而痊。乃胃气虚闭之症，故用白术也。

一妇人先腰胯作痛，后两腿亦痛。余以为足三阴虚寒，外邪所伤，用小续命汤及独活寄生汤，或作或止，所用饮食极热，腹中方快。余曰：邪气去而元气虚寒也。诊其脉，果沉细，用养胃散渐愈，又用十补丸而痊。

一妇人患前症，时或腿膝作痛，脉浮数，按之迟缓。此元气虚而风湿所乘，用独活寄生汤顿愈，又用八珍汤而安。

独活寄生汤 治足三阴虚，风湿所侵，脚膝历节作痛。

独活 桑寄生 续断酒炒 杜仲姜汁炒 细辛 牛膝酒

拌炒　秦艽　茯苓　白芍炒　桂心　川芎　防风　熟地黄　人参　当归酒拌　炙草五分

上水煎。

舒筋散　治风寒伤肾脊作痛，或闪挫，气滞血瘀亦良。

元胡索炒　杜仲姜汁炒　官桂去皮　羌活　白芍等分

上为末，每服二钱，酒调。

济生术附汤　治寒湿伤肾，腰重冷痛，小便自利，或手足逆冷。

附子炮　白术一两　杜仲姜炒，半两

上每服四钱，姜水煎。

三因肾着汤　治肾虚为病，身重腰冷，如水洗状，不渴而小便自利，饮食如故，腰以下冷痛，如带数千钱。

茯苓　白术四两　干姜炮　炙粉草二两

上每服四钱，水煎，空心服。

青娥丸　治肾虚腰痛，或外邪所侵，腰腿或筋骨作痛。

破故纸酒浸，炒，八两　胡桃仁二十枚　蒜研膏，四两　杜仲去皮，姜汁浸，炒，一斤

上末之，蒜膏丸桐子大。每服五十丸，空心醋汤下，蒜不用亦可。

骨碎补散　治阳气虚弱，外寒所侵，腰脚疼痛，腹胁拘急。

骨碎补炒　萆薢酒炒　牛膝酒炒　桃仁去皮尖　海桐皮
当归酒拌　桂心　槟榔五分　赤芍炒　附子炮　川芎　枳壳
麸炒，三分

上姜枣水煎。

养肾散　治肾经虚弱，风寒所侵，以致腰脚疼痛，不能步履。

苍术一两　干蝎三钱　天麻　草乌头炮，去皮尖　黑附子炮，去皮脐，二钱

上末之，每服一钱，酒调服，麻痹少时随愈。孕妇勿服。此治风寒伤肾，膀胱虚寒之良药，用之得宜，殊有神效。

风邪脚气

妇人脚气，乃肝脾肾三经，或胞络气虚，为风毒所搏而患。盖胞络属于肾，主于腰脚，三经络脉起于足中指，若风邪客于足，从下而上，动于气，故名脚气。皆由六淫七情，或产后，或经行风毒相搏。其症或头痛身热，肢节作痛，或大便秘结，小便不利，或脚膝缓弱，足胫肿满，或足膝枯细，怔悸呕逆，或小腹不仁，举体转筋，或胸满气急，遍体酸痛。主治之法，若寒中三阳必冷，用小续命汤；若暑中三阴必热，用小续命汤去附子；大躁者紫雪最良，或薄荷煎，冷水调服；大便秘用脾约丸、麻仁丸、三和散。补药、淋洗皆大禁也。

附治验

《薛案》：一妇人，饮食劳役，两臁兼腿疼痛，或时寒热。余以为脾虚湿热下陷，用补中益气汤加山栀、茯苓、半夏治之而痊。后复作，用六君子加柴胡、山栀全愈。

一妇人经行后，寒热晡热，两腿作痛，此肝经血虚也。用加味逍遥散加山栀治之而愈。后因劳，日晡内热，或用四物、黄柏、知母之类，前症益甚，更加食少作泻。余以为元气下陷，前药复伤，先用六君子汤加补骨脂二剂，调补脾胃而泻止食进，又用补中益气汤升举元气而痊。

半夏散 治脚气上攻，心腹胀满，饮食不下，呕吐不止。

半夏姜制 陈皮 人参 大腹皮 桂心三分 槟榔一钱 赤茯苓 紫苏五分

上姜水煎。

桑白皮饮 治两脚浮肿，小便赤涩，腹胁胀满，或喘嗽痰涌，呕吐不食。

桑白皮炒 郁李仁去皮 赤茯苓一钱 木香 防己酒拌 大腹皮 紫苏子炒 木通去节 槟榔 青皮五分

上姜水煎。

大黄左经汤 治四气乘注足阳明经，以致臁腿作痛，或足胫赤肿，呕吐不食，大小便秘结，或恶食喘急，自汗等症。

细辛　茯苓　羌活　大黄煨　炙甘草　前胡　枳壳麸炒　厚朴姜制　黄芩　杏仁去皮尖，等分

上每服五钱，姜枣水煎。

麻黄左经汤　治风寒暑湿乘注足太阳经，以致腰足挛痹，肢节重痛，或增寒发热，无汗恶寒，或自汗恶风头疼。

麻黄　干葛　细辛　白术　茯苓　桂心　羌活　防己酒拌　防风　炙草

上每服半两，姜枣水煎。

半夏左经汤　治足少阳经为风寒暑湿乘注，以致恶寒发热，腰腿疼痛，或头目眩晕，呕吐不食，或热闷心烦，腿痹不随。

半夏　干葛　细辛　白术　麦冬去心　茯苓　桂枝　防风　干姜炮　黄芩炒　小草　炙草　柴胡

上每服半两，姜枣水煎。热闷加竹沥，喘急加杏仁、桑白皮。

六物附子汤　治四气乘于足太阴经，以致骨节烦疼，四肢拘急，自汗短气，小便不利，或手足浮肿。

附子炮　桂心　防己四钱　炙草二钱　白术　茯苓三钱

上每服半两，姜水煎。

换腿丸　治足三阴经为风寒暑湿之气所乘，发为挛痹缓纵，或上攻胸背，下注脚膝，疼痛发热，行步艰辛。

薏苡仁　南星　石楠叶　石斛　槟榔　草薢酒拌　牛

膝酒浸　羌活　防风　木瓜四两　黄芪炒　当归酒拌　天麻
续断酒炒，一两

上为末，酒糊丸如桐子大。每服五十丸，盐汤下。

当归拈痛丸　治湿热为病，肢节烦疼，肩背沉重，胸膈不利；或兼遍身作疼，足胫肿痛不可忍者；或湿热流注下部，疮疡赤肿。

羌活　人参　苦参酒制　升麻　干葛　苍术一钱　甘草炒　黄芩酒炒　当归　茵陈酒制，五分　防风　知母酒炒　泽泻　猪苓　白术四分

上水煎服。

紫苏子汤　治脚气上攻，阴阳交错，清浊不分，上重下虚，中满喘急，呕吐自汗，无复纪律。

紫苏子微炒　半夏姜制，二两　前胡　厚朴姜制　炙草当归酒拌，二两　桂心　陈皮

上每四钱，入姜枣煎服。

卷四　杂症门

痨瘵各疰

夫骨蒸殗殜①，复连尸疰、痨疰、虫疰、毒疰、冷疰、食疰、鬼疰。疰者，注也，自上注下，与前人相似，故曰疰。其变有二十二种，或三十六种，或九十九种，令人沉沉默默，寒热盗汗，梦与鬼交，遗泄白浊，或腹中有块，或脑后两边有结核，咳嗽脓血，下利羸瘦，死而传疰，甚至灭门。更有蜚尸、遁尸、寒尸、丧尸、尸注，谓之五尸。人为其疰者，不自知所苦，虽有狸骨、獭肝、天灵盖等方，骤难见效。若寒热自汗，面白目干，口苦神昏，善恐不能独卧，传在肝也。若寒热面黑，鼻燥善忘，大便秘泻，口舌生疮，传在心也。若寒热面青唇黄，舌本硬强，言语不出，饮食无味，羸瘦吐涎，传在脾也。若寒热面赤，鼻白，皮燥毛折，咯嗽喘急，吐涎脓血，传在肺也。若寒热面黄耳焦，脚胻酸痛，小便白浊，遗沥腹痛，传在肾也。致病之因，则有抑郁成痨，多气成痨，久嗽成痨，传染成痨，穷思积想成痨，嗜饮成痨，患得患失、悭贪执性成痨，男女纵欲贪淫及过时失配成痨之不一。惟有初起

---

① 殗殜（yèdì 叶替）：指轻微的骨蒸。

自知利害，求生心切，情性忽易，抑郁顿舒，兼用辛凉宣发之剂，如逍遥散、济阴丸之类，清散郁热，毋使内蒸，调和脾胃，培补气血。外以艾灸熏洗熨擦之法，杀虫祛秽，以图侥幸。

《活人录》云：痨瘵必先抑郁气血，内蒸为热，郁热不能清散，随触而先发痨热，乍寒乍热，或止或发，久郁不散，遂假我之精神气血而生虫。虫生则周身延蚀不已，始则精血有余，而尚堪供其侵削，久则神枯气竭，随宅舍而颓毙不支。若老年精血已亏，虽有郁蒸，不能生虫，故患者不若壮年之多耳。但观腐草为萤，汗衣生虫，即可知痨瘵生虫之义矣。又云：痨疾初起，形神色脉未枯，情志条畅者多效。若神色亏羸，大肉尽消，喉哑声嘶，喘嗽不停，痰如白沫，壮热不已，息粗气高，耳焦目陷，六脉急数，无伦①昼夜，目不闭，泄泻食少，性躁急而善怒多忧者不治。宣和间天庆观一法师，行考召②极精严。时一妇人投状，述患人为祟所附。须臾召至，附语云：非我为祸，别是一鬼，亦因病人命衰为祟耳。渠今已成形，在患人肺为虫，食其肺系，故令吐血声嘶。师掠之，此虫还有畏忌否。久而无语，再掠之。良久云：容某说，惟畏獭爪屑为末，以酒服之则去。患家如其言而得愈。越州镜湖邵

① 伦：通"论"。议论。《庄子·齐物论》："有论、有义、有分、有辩。"

② 考召：考鬼召神之义。

氏女，年十八，染瘵疾，累年刺灸无不求治，医莫效。渔人赵十煮鳗羹与食，食觉内热，病寻愈。今医家所用鳗鱼煎，乃此意也。

附治验

《薛案》：一妇人素勤苦，因丧子，饮食少思，忽吐血甚多而自止，此后每劳则吐数口，瘵症已具，形体甚倦。午前以补中益气，午后以归脾汤送地黄丸而愈。

一女子患前症，反其唇，视①有白点，此虫食肺也。余曰：急寻獭肝治之，不信，果咳脓而没。后闻其兄弟三人，皆夭于此症。大凡久嗽，当视其两唇，若上唇有点，虫食上部，若下唇有点，虫食下部。

附治法

灸法

膏肓左右二穴，百会一穴，用真蕲艾茸捣结成壮，每穴灸七壮或九壮，审精神虚实增减。

浴法　百部一斤，生蕲艾八两，煎汤。早晚洗面，遍及周身。

擦法　向东桃头七个，生艾头七个，柳头七个，三味捣极烂。雄黄一钱，麝香七分，一总另研极细末，连前三味拌匀烘热。由百会穴起，循脊之中行，下至尾闾，及手

---

① 视：原作“似”，据《校注妇人良方·卷五·妇人劳瘵各痓方论》改。

腕、臂湾、脚腕、腿湾，每七日各处遍擦一次，务使药气浸淫，血脉流通，郁火解散，以杜虫患。

熏法 玉枢丹一味常烧，鼻嗅其气，亦能杀虫。

利法 玉枢丹三钱，凡浴擦熏洗之后，于早空心用百滚汤调服，取利，亦祛除脏腑虫孽之法。

镇法 桃木四面削方，七尺，选天罡日，用朱砂虔书祛痨辟尸鬼符篆于上延，正一有道法师就于病人卧室醮祭一坛，钉桃木于室内，即病者本命内星辰为仇作难方向镇之。

神仙秘法 取痨虫须先择良日，焚香祷祝，令病人面向福德方服，神效。

青桑枝　杨柳枝　梅枝　桃枝俱向东者，七茎　葱白七茎　青蒿一握，如无，以子代　阿魏一钱　真安息香一钱

上用童便一升半，煎一升，入阿魏，再煮数沸，入朱砂半两，小槟榔半两，麝香五分，五更并天明各进一服，下白虫尚可治，以淡粥补之。用药调理三五月，再服以除病根，如虫黑，已入肾，不可救矣。

温金散 治肺嗽恶寒，发热唾痰，皮毛焦燥。

甘草炒　黄芩炒　桑白皮炒　防风一两　杏仁二十七粒，制　人参　茯神半两　麦冬二钱

上前五味，用米泔浸一宿，晒干，入人参等三味，每服三钱，入蜡一豆大，水煎。

河车丸 治一切痨瘵、虚损、骨蒸等疾。

紫河车一具，初生男胎者尤良，洗净杵烂，本草云：人肉治瘵病，胞衣主痨损，面奸皮黑，诸疾瘦悴　白茯苓半两　人参一两　干山药二两

上为末，面糊和入河车，加三末丸梧子大。每服三五十丸，空心米饮下。嗽甚，五味子汤下。

补肺汤　治劳嗽五脏亏损，晡热发热，盗汗自汗，唾痰喘嗽。

桑白皮炒　熟地黄一钱　人参　紫菀　黄芪炒　五味子炒，五分

上水煎，入蜜少许，食后服。

养正膏　治传尸出汗，取虫辟邪。

鳖甲一两，醋炒　青蒿一握　淡豆豉三七粒　葱白两茎　安息香一分，研　桃柳桑枝各七茎　天灵盖用七豆大一片，酥炙　桃仁四十九个，去皮尖，双仁

上隔夜以水一升，浸至五更，煎至半升，入童便半升，煎取四合。调槟榔、麝香末各一钱，日高时顿服，以衣覆十指，汗出如藕丝，泻下如虫状。甚者旬日再服。

阿胶丸　治劳嗽出血咯血，发热晡热，口渴盗汗。

阿胶炒　生地黄　卷柏叶　山药炒　五味杵，炒　大蓟根　鸡苏一两　柏子仁炒　人参　防风　麦冬去心，半两

上为末，炼蜜丸弹子大。每服一丸，细嚼，麦门冬煎汤下。

神授散　治传尸虫。用川椒二斤去核并合口者，炒为

末，每服一钱，酒糊丸。空心米饮下，服尽见效。

獭肝丸 治骨蒸痨热，或潮热发热，体瘦烦疼，不欲饮食。

獭肝一具 鳖甲醋炙 柴胡一两半 朱砂另研 桃仁去皮尖，双仁，麸炒黄 升麻 犀角镑 栀子仁炒 地骨皮 知母一两 黄芪炒 甘草炒，五钱 麝香一钱

上为末，炼蜜丸桐子大。每服三十丸，空心食。

青蒿鳖甲丸 五阴虚耗则六阳偏盛，血热精枯则骨蒸内热，或寒热似疟，或朝凉暮热，渐至痰红烦嗽，肌消骨痿，郁热生虫，鬼交淫梦，痨瘵而死，是药清补相兼，久宜早服常服。

人参 黄芪一两五钱 白术一两 生地四两 鳖甲 龟板胶 青蒿穗 地骨皮二两 秦艽 知母一两五钱 川芎牡丹皮 黄柏一两

上为末，蜜丸。早晚空心，百沸汤吞服三五钱。

噙化丸 清散上焦郁火，滋溉心肺燥热，顺气清痰，杀虫宁嗽。

生地 麦冬 紫菀 川贝母二钱 知母 百部 桔梗一钱五分 青黛一钱 黄连 硼砂 薄荷叶 甘草五分

上研极细末，用金水膏代蜜和丸，不时噙化。

骨 蒸 痨

夫骨蒸痨者，由积热附于骨而名也。此病皆由脾胃亏

损所致，与传尸骨蒸、痨瘵生虫者，迥然各别。或因经行胎产，饮食起居，七情所伤，或失于调摄，或过于攻伐而成。东垣先生云：发热之症，肺热者，轻手乃得，微按全无，日西犹甚，乃皮毛之热。其症喘嗽寒热，轻者用泻白散，重者凉膈散、地骨皮散。心热者，微按之，皮肤之下，肌肉之上，轻手乃得，微按至皮毛则热，少加力按之则全不热，是热在血脉也。其症[1]烦心心痛，掌中热而哕，用黄连泻心汤、导赤散、朱砂安神丸。脾热者，轻手扪之不热，重手按至筋骨又不热，不轻不重，在轻重之间，此热在肌肉，遇夜犹甚。其症怠惰嗜卧，四肢不收，无气以动，用泻黄散。肝热者，按之肌肉之下，至骨之上，寅卯时犹甚。四肢满闷，便难转筋，多怒多惊，筋痿不能起于床，用青娥丸、柴胡饮。肾热者，轻手重按俱不热，如重手按至骨分，其热蒸手如火。其症骨苏如虫蚀，困热不能起于床，用滋肾丸。此治实热之法也。若治虚证则不然。肺经虚热者，用人参补肺汤。脾气虚而不能生肺者，用六君子汤。脾热遗于肺者，用三黄丸。心经虚热者，用补心汤。命门火衰不能生土者，用八味丸。肝虚不能生心者，用补肝散。肾克心者，用附子理中汤。脾经虚热者，用人参黄芪散。元气下陷及金不能生水者，俱用补中益气汤。肺克肝及肾经虚热与肾不能生肝者，俱用六味丸。

---

① 症：原作"证"，根据上下文改。下同。

附治验

《薛案》：一妇人发热晡热，盗汗自汗，殊畏风寒，饮食少思，或腹胀吞酸，大便不实。此脾胃不足，诸经亏损。朝用补中益气，夕用八珍汤，倍用参、芩、白术，各二十余剂，诸症渐愈。因丧母哀伤，盗汗便血，用加味归脾汤，数剂而止，仍用前二药，又五十余剂，寻愈。月经两月而至，适因怒去血过多，发热作渴，肢体酸倦，头目晕痛，用逍遥散、加味归脾汤，二药调补而痊。

一妇人盗汗自汗，遍身酸疼，五心发热，夜间益甚，或咳嗽咽干，或盗汗自汗，月经两三月一至。用加味逍遥散、六味地黄丸兼服，临卧又服陈术丸。三月余，诸症悉愈，其经乃两月一至，又服两月而痊。

一妇人患前症，食少倦怠，肌肉消瘦，日晡发热，至夜益甚，月水过期，渐至不通，时发渴躁，误用通经之剂，热倦愈重，饮食愈少。余用八珍汤加升麻、丹皮、山栀、柴胡治之，热渐退，又用八珍、丹皮、软柴胡调理而愈。

一妇人饮食少思，胸膈不利，或胸中作痛，或大便作泻，或小便不利，用逍遥散加山栀、茯神、远志、木香而愈。后因怒，寒热往来，倦怠烦热，以前药加炒黑黄连三分顿愈，用八珍汤调理而愈。后因怒吐血躁渴，用人参五钱，茯、术、当归各三钱，陈皮、甘草各一钱，治之而愈。

一妇人胸胁作痛，内热晡热，月经不调。余谓郁怒伤损肝脾，朝用归脾汤以解郁结，生脾气，夕用加味逍遥散以生肝血，清肝火，半载而愈。后因饮食失调，兼有怒气，月经如注，脉洪浮而数，用六君子加芎、归、炮姜一剂而血止，用补中益气加炮姜、茯苓、半夏治之而元气复，又用归脾汤、逍遥散调理而康。

一妇人腹胀胁痛，内热晡热，月经不调，不时吐痰，或用化痰行气之剂，胸膈不利。余为脾气郁结，肝经血虚，朝用归脾汤，夕用加味逍遥散，百余剂而诸症渐愈。又因饮食停滞或用峻厉之剂，口干体倦。余用七味白术散、补中益气加茯苓、半夏，中气渐愈，又以补中益气及八珍汤兼服而痊。

一妇人患前症将愈，因怒胸膈不利，饮食少思，服消导利气之药，大便下血。余曰：此脾气复损，不能摄血归源。用补中益气加茯苓、半夏、炮姜血止，用八珍加柴胡、炒栀热退，用八珍汤、逍遥散而痊。

一妇人日晡热甚，月水不调，饮食少思，大便不实，胸膈痞满，头目不清，肢体倦怠，发热烦躁。余为七情肝脾亏损之症，服济生归脾汤、加味逍遥散、补中益气汤调治，元气渐复而愈。

一妇人月经不调，晡热内热，饮食少思，肌体消瘦，小便频数，或用清热生血之剂，月经不行，四肢浮肿，小便淋沥。余朝用金匮加减肾气丸，夕用归脾汤渐愈，又用八珍汤两月而愈。

一妇人胸胁膨满，小腹闷坠，内热晡热，饮食不甘，体倦面黄，日晡则赤，洒淅恶寒。此脾肺气虚，先用六君子加川芎、当归，诸症渐愈，又用补中益气加茯苓、半夏诸症全愈。后饮食失节、劳怒，恶寒发热，不食，用加味小柴胡二剂而热退，用逍遥散、归脾汤调理而康。

血风痨

妇人血风痨症，因气血素虚，或产后劳伤，外邪所乘，或内有宿冷，以致腹中疼痛，四肢酸倦，发热自汗，月水不调，面黄肌瘦，当调补肝脾气血为主。

东垣云：喜怒不节，起居不时，有所劳伤，皆损其气，气衰则火旺，火旺则乘其脾土，脾主四肢，故因热懒言，动作喘乏，表热自汗，心烦不安。当病之时，宜安心静坐，存养其气，以甘寒泻其热气，以酸味收其散气，以甘温补其中气。经言：劳者温之，损者温之。《要略》云：平人脉大为劳，以黄芪建中汤治之。

附治验

《薛案》：一妇人，劳则足跟热痛，余以为足三阴血虚，用圣愈汤而痊。后遍身瘙痒，误服风药，发热抽搐，肝脉洪数。此肝家血虚，火盛而生风，以天竺、胆星为丸，用四物、麦冬、五味、芩、连、炙草、山栀、柴胡煎送而愈。

一妇人素清苦，勤于女工，因感风邪，自用表散之剂，反朝寒暮热，自汗盗汗，形气虚甚，其脉或浮洪，或微细，面或青白，或萎黄。此邪去而气血愈虚也，用十全大补汤，三十余剂渐愈，又加味逍遥散，兼治半载而痊。

地黄煎 治血虚心忪发热。

生地黄　熟地黄自制等分

上用姜汁和水拌杵，丸桐子大。每服五十丸，空心白汤下，日三服。若脏腑虚寒，早间先服八味丸一服。

乞力伽散 治血虚肌热，或脾虚蒸热，或内热寒热。

白术　白茯苓　白芍炒，一钱　甘草炒，五分

上姜水煎，此症惟加味逍遥散、加味归脾汤、加味人参养荣汤、六味丸、八味丸，皆可临症选用。

冷　劳

妇人冷劳，属血气不足。有内外真寒，有内外真热，亦有内真热而外假寒者，又有内真寒而外假热者。若饮食难化，大便不实，肠鸣腹痛，饮食畏寒，手足逆冷，面黄呕吐，畏见风寒，此内外真寒之症也，宜用附子理中汤以回阳，八味地黄丸以壮火。若饮食如常，大便坚实，胸腹痞胀，饮食喜冷，手足烦热，面赤呕吐，不畏风寒，此内外真热之症也，宜用黄连解毒汤以消阴，六味丸以壮水。若饮食如常，大便坚实，胸腹痞胀，饮食喜寒，手足逆冷，面黄呕吐，畏见风寒，此内真热而外假寒也，亦用解

毒汤、六味丸。若饮食少思，大便不实，吞酸嗳气，胸腹痞满，手足逆冷，面赤呕吐，畏见风寒，此内真寒而外假热也，亦用附子理中汤与八味丸。当求其属而治之。经曰：益火之源以消阴翳，壮水之主以制阳光。使不知真水火之不足，泛以寒热药治之，则旧疾不去，新病复生矣。夫所谓属者，犹主也，谓心肾也。求其属也者，言水火不足，求之于心肾也。火之源者，阳气之根，即心是也。水之主者，阴气之根，即肾是也。非谓火为心，原为肝，水为肾，主为肺也。大抵寒亦抑心，热亦强肾，在治者审之。

附治验

《薛案》：一妇人，食少作呕，口吐痰涎，面黄腹痛，月经不调，手足逆冷。余谓此内外俱寒之症，遂以六君加附子、木香治之而愈。

一妇人忽呕吐酸水，内热作渴，饮食不进，惟喜冷水，面色青赤，投之以药，入口即吐，此内外真热之症，积十余日。以黄连一味煎汤饮之，徐加白术、茯苓，仍加陈皮、当归、炙草至月余，始进米饮稀粥，调理而愈。

一妇人内热作渴，大便秘结，畏恶风寒，手足逆冷。余以为内真热而外假寒，先用黄连解毒汤，后用六味丸而愈。

沈大方室赵氏，初患痰喘热渴，医以降火散气治之，肌日消而气日索。延至甲辰木旺，痰盛身热，口腐腹胀，神昏绝食几死。此乃虚热无火，投以壮水生土之剂，随服随效。忽值戊申夏初，坐则头坠，不能起视，卧则脊冷，觉风透体，烦热晕眩，咳咳痰涌，手足麻冷，此内真寒外假热之症也，遂以大补姜附之剂饮之，不三四服而大势已平，仍以前药加减而愈。

热　劳

妇人热劳，乃壮火食气，虚火煎熬真阴之所致也。总由心肺壅热，伤于气血，以致心神烦躁，颊赤头痛，眼涩唇干，口苦生疮，神思昏倦，四肢壮热，饮食无味，肢体酸疼，心忪盗汗，肌肤日瘦，或寒热往来。当审其所因，调补气血。

王太仆云：如大寒而甚，热之不热，是无火也。热来复去，昼见夜伏，夜发昼止，是无火也，当治其心。如大热而甚，寒之不寒，是无水也。热动复止，倏忽往来，时动时止，是无水也，当助其肾。心盛则生热，肾盛则生寒。肾虚则寒动于中，心虚则热收于内。大抵午前热属气分，用清心莲子饮。午后热属血分，用四物、参、术、丹皮。热从左边起，肝火也，实则四物、龙胆、山栀，虚则四物、参、术、黄芪。热从脐下起，阴火也，四物、参、术、黄柏、知母酒拌炒黑、五味、麦冬、肉桂。如不应，急用加减八味丸。不时而热，或无定处，或从脚心起，此无根虚火也，用加减八味丸，及十全大补汤加麦冬、五味主之。

附治验

《薛案》：一妇人经行不调，饮食少思，日晡热甚。余以为肝脾气血俱虚，用十全大补加山茱、山药、丹皮、麦冬、五味而愈。次年秋，寒热如疟，仍用前药而愈。

一妇人生育多胎，月经不调，两足发热。年余，其身亦热，劳则足酸痛。又年许，唇肿裂痛。又半年，唇裂见血，形体瘦倦，饮食无味，月水不行。此气血俱衰之症，彼误用通经丸等药复伤气血，遂至不起，惜哉。

一妇人素有胃火，服清胃散而安。后因劳役，躁渴内热，肌肉消瘦，月经不行。此胃火消烁阴血，用逍遥散加丹皮、炒栀以消胃热，用八珍汤加茯神、远志以养脾血，元气充足而经自行矣。

黄芪散　治发热羸瘦，心燥口干，不欲饮食，或盗汗晡热。

人参　黄芩炒焦　当归三钱　柴胡五分　黄芪炒　地骨皮　白茯苓　麦冬去心　生地　白芍炒，一钱　甘草炒，三分

上水姜煎。

猪肚丸　治热劳羸瘦。

柴胡　赤茯苓　人参　黄芪一两　黄连炒，二两　地骨皮　木香半两　桃仁去皮尖　鳖甲一两

上为末，用嫩猪肚一枚，入药缝合，蒸熟研烂，丸桐子大。每服三五十丸，食前米饮下，日二服。

清心莲子饮　治热在气分，口干，小便白浊，夜间安静，昼则发热。又治口舌生疮，或口苦咽干，烦躁作渴，小便赤涩，下淋不止。

黄芩炒　麦冬去心　地骨皮　车前子炒　甘草一钱半

石莲肉　茯苓　黄芪炒　柴胡去苗　人参一钱

上每服五钱水煎。

天王补心丹　宁心保神，益血固精，壮力强志，令人不忌，清三焦，化痰涎，祛烦热，除惊悸，疗咽干，育养心神。

人参　茯苓　元参　丹参　桔梗　远志五钱　当归酒浸　五味　麦冬　天冬　柏仁　枣仁炒，一两　生地四两

上为末，炼蜜丸桐子大，用朱砂为衣。每服二三十丸，临卧竹叶煎汤送下。一方多石菖蒲、熟地黄、杜仲、百部、茯神、甘草。此方内天麦门冬、元参、生地虽能降火生血化痰，然其性沉寒，损伤脾胃，克伐生气，若人饮食少思，大便不实者，不宜用。

麦门冬散　治四肢倦痛，烦闷不食，或寒热往来。

麦门冬　柴胡　赤茯苓　羚羊角镑　赤芍　桑白皮炒　黄芪炒，四分　生地　甘草炒，二分

上姜水煎。

补中益气汤见方论　治烦劳内伤，身热心烦，头痛恶寒，懒言恶食，脉洪大而虚，或喘，或阳虚，阳虚自汗，或气虚不能摄血，或疟痢脾虚，久不能愈，一切清阳下陷，中气不足之症。

附李东垣内伤外感辨，伤于饮食、劳役、七情六欲，为内伤；伤于风、寒、暑、湿为外感。内伤发热，时热时

止；外感发热，热甚不休。内伤恶寒，得暖便解；外感恶寒，虽厚衣烈火不除。内伤恶风，不畏甚风，反畏隙风；外感恶风，见风便恶。内伤头痛，乍痛乍止；外感头痛，连痛不休，直待表邪传里方罢。内伤有湿，或不作渴，或心火乘肺，亦作燥渴；外感须二三日外，表热传里，口方作渴。内伤则热伤气，四肢沉困无力，怠倦嗜卧；外感则风伤筋，寒伤骨，一身筋骨疼痛。内伤则短气不足以息；外感则喘壅气盛有余。内伤则手心热；外感则手背热。天气通于肺，鼻者肺之外候，外感伤寒则鼻塞，伤风则流涕，然能饮食，口知味，腹中和，二便如常；地气通于脾，口者脾之外候，内伤则懒言恶食，口不知味，小便黄赤，大便或秘或溏。左人迎脉主表，外感则人迎大于气口；右气口脉主里，内伤则气口大于人迎。内伤证属不足，宜温、宜补、宜和；外感证属有余，宜汗、宜吐、宜下。若内伤之症，误作外感，妄发其表，重虚元气，祸如反掌，故立补中益气汤主之。又有内伤外感兼病者，若内伤重者，宜补养为先，外感重者，宜发散为急。此汤惟上焦呕痰，中焦湿热，伤食膈满者，不宜服。

愚按李东垣立补中益气汤，为内伤发热误作外感者而设。振万世之聋聩，济无穷之夭枉，其利普哉。

卷五　杂症门

伤寒伤风

李时珍曰：津液为汗，汗即血也。在营则为血，在卫则为汗。寒伤营，营血内涩，不能外通于卫，卫气闭固，津液不行，故无汗发热而恶寒。风伤卫，卫气外泄，不能内护于营，营气虚弱，津液不固，故有汗发热而恶风。

附 **伤寒伤风辨**　伤寒郁而后能发热，伤风即能发热；伤寒无汗，伤风有汗；伤寒无涕，伤风有涕；伤寒手足微厥，伤风手足背皆温；伤寒脉紧，伤风脉缓。

阴阳表里辨　阳症之表，发热恶寒，头痛脊强，便清不渴，手足温和。阴症之表，无热恶寒，面渗息冷，手足厥逆。阳症之里，唇干口燥，烦渴掀衣，扬手掷足，大便秘结，小便赤涩，爪甲红活，身轻易于转侧，脉浮洪数。阴症之里，不渴蜷卧，引衣自盖，唇紫舌卷，大便滑泄，小便清白，爪甲清黑，身重难于转侧，脉沉细数。惟腹痛与呕①，阴阳里症皆有之。三阳经，又有阴阳表里之分。太阳以热在皮肤，头痛项强，在经为表，麻黄汤、桂枝汤、九味羌活汤。以口渴尿赤，热入膀胱，在腑为里，五

---

① 呕：原作"中"，据《医方集解·麻黄汤》改。

苓散。阳明以热在肌肉，目痛不眠，在经为表，葛根解肌汤。以口渴背寒，为热渐入里，白虎加参汤。若自汗狂谵，热已入胃腑，为全入里，调胃承气汤。少阳以胸胁之间，为半表半里，表多小柴胡汤，里多热盛者，黄芩汤。以上皆发热。太阳恶寒，阳明自汗，少阳多呕，皆三阳症也。大抵阳症，多得之风、寒、暑、湿，邪生于太阳也；阴症多得之饮食、起居、七情，邪生于少阴也。故曰伤寒内伤者，十居八九也。

忌汗诸症　仲景曰：阳盛阴虚，下之则愈，汗之则死。阴盛阳虚，汗之则愈，下之则死。一脉浮紧者，当身痛，宜汗之。假令尺脉迟者，不可发汗，以营弱血少故也。咽燥喉干者，不可发汗，津液不足也。咳而小便利，若失小便者，不可发汗，发汗则四肢厥冷，肺肾虚冷也。下利虽有表症不可发汗，汗出必胀满，走津液而胃虚也。淋家不可发汗，发汗必便血，亡耗津液，反增客热也。衄家、亡血家不可发汗，发汗则阴阳俱虚。疮家虽伤寒身痛，不可发汗，发汗则痉，表虚热聚故生疮，汗之则表益虚，热愈甚而生风，故变痉。少阴病，脉沉细数，病为在里，不可发汗。少阴病，但厥无汗，而强发之，必动其血，或从口鼻，或从目出，是名下厥上竭，难治。脉动数微弱者，不可发汗。脉沉迟为在里，反发其汗，则津液越出，大便难，表虚里实，必谵语。汗家重发汗，必恍惚心乱，汗者心之液，心无血液故乱。腹中上下左右有动气者，不可发汗。

忌下诸症 太阳病外症未解，不可下。脉浮大不可下，浮大为在表。恶寒不可下，恶寒为邪在表。呕多虽有阳明症不可下，呕为邪在上焦。阳明症不能食，攻其热必哕，胃中虚冷故也。阳明病应发汗，反下之，此为大逆。太阳阳明合病，喘而胸满，不可下，宜麻黄汤，肺气清，则胃邪自散。少阴病，阳虚尺脉弱涩者，不可下。脉数不可下，数为血虚为热，下之则热邪入里，血虚为亡阴。恶水者不可下，下之则里冷，不嗜食，完谷出。头痛目黄者不可下。虚家不可下。阳微不可下，下之痞鞭①。诸四逆厥者不可下。

愚按：伤寒治法当宗仲景先生，兹集特著伤风伤寒之辨，阴阳表里之分。俾业医者，沿流而穷其源，不至误汗、误下，变为坏症。若妊娠用药，宜清凉，不可轻用桂枝、半夏、桃仁、朴硝等类。至于产后风寒，于除邪之中，以补益为主。凡用药，病稍退则止，不可尽剂。此为大法，须临症审之。

麻黄汤 治伤寒太阳症，邪气在表，发热头痛，身痛腰痛，骨节痛，项背强，恶寒恶风，无汗而喘，脉浮而紧。亦治太阳阳明合病，喘而胸满。亦治哮症。

麻黄　桂枝　杏仁　甘草

---

① 鞭：当作"鞕"，古同"硬"。下文径改。

先煮麻黄数沸，去沫，内诸药煎，热服，覆取微汗，中病即止，不必尽剂，无汗再服。

桂枝汤 治太阳中风，阳浮而阴弱，发热头痛，自汗恶风，恶寒，鼻鸣干呕，及阳明病脉迟，汗出多，微恶寒者，表未解也，可发汗。

桂枝　白芍　生姜　甘草　大枣

热服，须臾啜稀热粥以助药力，温覆取微似汗，不可令如水淋漓。汗出病差停服。服一剂尽，病症犹在者，更作服。

大青龙汤 治太阳风寒两伤，脉浮紧，身疼痛，发热恶寒，不汗出而烦躁。又治伤寒脉浮数，身不痛但重，乍有轻时，无少阴症者。

麻黄　桂枝　甘草　杏仁　石膏　生姜　大枣

先煮麻黄，去沫，内诸药煎，一服汗者，止后服。

九味羌活汤 治伤寒伤风，憎寒壮热，头痛身痛，项痛脊强，呕吐口渴，太阳无汗，及感冒，四时不正之气，温病热病。

羌活　防风　苍术　细辛　川芎　白芷　生地　黄芩　甘草

加生姜、葱白煎。如风证自汗者，去苍术加白术、黄芪；胸满去地黄，加枳壳、桔梗；喘加杏仁；夏加石膏、知母；汗下兼行加大黄。

大羌活汤 治两感伤寒。

羌活　独活　防风　细辛　防己　黄芩　黄连　苍术
白术　甘草　知母　川芎　生地

每服五钱，热饮。

五苓散　治太阳病发汗后，大汗出，胃中干，烦躁不得眠，欲饮水者，少少与之，令胃气和则愈。若脉浮小便不利，微热消渴者，此汤主之。及中风发热，六七日不解而烦，有表里症，渴欲饮水，水入即吐，名曰水逆。及伤寒痞满，服泻心汤不解，渴而烦躁，小便不利。

猪苓　茯苓　白术炒，十八铢　泽泻一两六铢半　桂半两，按杂病当用桂，伤寒症中表未解者，仍当用桂枝，兼取解表

为末，每服三钱，服后多饮热水，汗出而愈。若伤暑者，加朱砂、灯心煎。

白虎汤　治伤寒脉浮滑，表有热里有寒，及三阳合病，脉浮大，腹满，身重难以转侧，口不仁而面垢，谵语遗尿，发汗则谵语，下之则头上生汗，手足逆冷，自汗出者。通治阳明病脉大而长，不恶寒反恶热，头痛自汗，口渴舌胎①，目痛鼻干，不得卧，心烦躁乱，日晡潮热，或阳毒发斑，胃热诸病。

石膏　知母　甘草　粳米

先煮石膏数十沸，再投药、米，米熟汤成，温服。

大承气汤　治伤寒阳明腑症，阳邪入里，胃实不大便，发热谵语，自汗出，不恶寒，痞满燥实坚全见。杂

---

① 舌胎：疑有缺文。

病，三焦大热，脉沉实者。

大黄酒洗。王海藏曰：邪气居高，非酒不到，大黄若用生者，则遗高分之邪，热病愈后，变生目赤喉痹，头肿，膈上热疾也　芒硝三合　厚朴半斤　枳实五枚

先煎朴、实，将热，内大黄煮二三沸，倾碗内，和芒硝服，得利则止。

小承气汤　治伤寒阳明症，谵语便硬，潮热而喘，及杂病上焦痞满不通。

大黄　厚朴　枳实

调胃承气汤　治伤寒阳明症，不恶寒反恶热，口渴便秘，谵语腹满，中焦燥实，及伤寒吐后，腹满胀者。阳明病不吐不下而心烦者。亦治渴症，中消善食而溲。

大黄　芒硝　甘草

少少温服。

桂枝红花汤　治伤寒发热，口燥舌干，经脉不来。

桂枝　白芍　甘草炒，一钱　红花二钱

上姜枣水煎服，良久再进，汗出可解。

黄芩芍药汤　治妇人内热，口燥咽干，腹满不食。

黄芩炒　芍药酒炒　白术　熟地

上水煎，寒加生姜。

当归汤　治伤寒喘急烦躁，或战而作寒。此阴阳俱虚，不可下，宜服此药。

柴胡一钱　白术炒，七分　人参　甘草炒　赤芍　当归

五分　五味杵，炒　木通三分

上水姜枣煎。

泻心三黄汤　治伤寒六七日，内有燥屎，大便秘结，谵语目赤，毒气闭塞。

大黄煨　黄芩炒　黄连炒，一钱

上水煎服，取微利。如目赤睛痛加赤茯苓、竹叶。

烧裈①散

治女子病新瘥与男子交者，名曰阴易。其症则里急胯痛，头重不举，目中生花，或头面烘热，耳中蝉鸣，胸中烦闷，甚者百节解散。用男子旧裈裆，着左腹者，剪取一块烧灰，每日三服，白汤下。男子病则以女人者。如不应，用参附汤。

热入血室

妇人伤寒伤风发热，经水适来，昼则安静，暮则谵语，有如疟状，此为热入血室。治者无犯胃气及上二焦，宜服小柴胡汤。若脉迟身凉，当刺期门穴，下针病人五吸，停针良久，徐徐出针。凡针期门穴，必泻勿补，肥人二寸，瘦人半寸也。若因劳役，或怒气发热，适遇经行而患前症者，亦用小柴胡加生地黄治之。血虚用四物加柴胡。若病既愈，而热未已，或元气素弱，并用补中益

① 裈：原作"裙"，据本篇下文及《伤寒论·辨阴阳易瘥后劳复病脉证并治》改。

气汤。

附治验

《薛案》：一妇人经行，感冒风邪，昼则安静，夜则谵语，此热入血室也。用小柴胡加生地治之，顿安。但内热头晕，用补中益气加蔓荆子而愈。后因怒恼，寒热谵语，胸胁胀痛，小便频数，月经先期，此肝火血热妄行，用加味逍遥加生地黄而愈。

一妇人因怒，寒热头痛，谵言妄语，至夜益甚，月经暴至。此怒动肝火，用加味逍遥散加生地治之，神思顿清，又用补中益气汤而痊。

一妇人经行，感冒谵言，或用发散寒凉之剂，前症益甚，月经不止，肚腹作痛，呕吐不食，痰涎自出。此热入血室，而药复伤胃也，用香砂六君及归脾而痊。

干姜柴胡汤 治伤寒，经脉方来，热入血室，寒热如疟，或狂言见鬼。

柴胡一钱 桂枝三分 栝楼根五分 牡蛎煅 干姜炮 甘草炒，三分

上水煎，汗出而愈。

加味柴胡汤 治妇人热入血室，寒热如伤寒状。

柴胡 半夏制 生地二钱 炒酒芩 焦栀 炙草一钱 丹皮钱半

上姜枣水煎服。

血虚寒热如疟

经曰：阳不足则先寒后热，阴不足则先热后寒，皆由劳伤气血，阴阳不调，寒热如疟也，当分气血虚实而治之。若诊得寸口脉微，是为阳不足，则阴气上入于阳中，故先寒。若尺部脉弱，是为阴不足，则阳气下陷入阴中，故先热。如阴阳俱不足，则气血不归其本部，亦致寒热交争也。

附治验

《薛案》：一寡妇，不时寒热，脉上鱼际，此血盛之症，用小柴胡汤加生地治之而愈。但畏风寒，此脾胃气虚，用加味归脾、补中益气二汤，兼服而止。

一妇人因夫久出经商，发寒热，月经旬日方止，服降火凉血药，内热益甚，自汗盗汗，月经频数。余曰：内热自汗乃脾气虚弱也，月经频数乃血不归脾也，用归脾汤、六味丸而愈。

一室女寒热，肝脉弦长而出寸口，用小柴胡加生地、乌梅治之而愈。既嫁而诸症悉痊。

一室女久患寒热，月经失期，以小柴胡加生地治之少愈，更以生地黄丸而痊。

地骨皮散 治血风气虚，时作寒热，或晡热内热。

柴胡 地骨皮一两 枳壳麸炒 前胡 黄芪炒 桑白皮炒，五分 人参 白茯苓 甘草 五加皮 桂心 白芍三分上姜水煎服。

柴胡散　治寒热体痛，口干心烦，饮食少思，肌体消瘦。

柴胡　赤茯苓炒　黄芪炒　白术一钱　人参　地骨皮　枳壳麸炒　生地　苦梗　桑白皮炒　赤芍三分　鳖甲炙，二钱　麦冬去心，一钱　粉甘草二分

上水姜煎服。

益阴肾气丸　治诸脏亏损，发热晡热，潮热盗汗，或寒热往来，五心烦热，或口干作渴，月经不调，或筋骨酸倦，饮食少思，或头目不清，痰气上壅，咳嗽晡甚，胸膈痞闷，或小便赤数，两足热痛，或脚足痿软，肢体作痛等症。此壮水之主以制阳光之剂也。

泽泻　茯苓　丹皮　生地酒拌，杵膏　山药　茱萸肉　当归　五味炒，杵　熟地自制，杵膏

上为末，入二膏，加炼蜜丸桐子大，朱砂为衣。每服五十丸，空心淡盐汤下。

生地黄丸　许学士云：有一师尼，恶风体倦，乍寒乍热，面赤心烦，大小柴胡汤杂进，其病益剧。予诊视之曰：三部脉无寒邪，但肝脉弦长而上鱼际，服此丸而愈。

柴胡　秦艽　黄芩半两　生地二两，酒湿，杵膏　赤芍一两

上为末，炼蜜丸桐子大。每服三十丸，乌梅汤下，日三服。

血风烦闷

妇人血风烦闷，由劳伤气虚而风邪乘之，血气不和，以致肢节热痛，口干不卧而烦闷也，当调补元气为主。

赤芍药散 治烦闷不食，体倦头眩，身体疼痛等症。

赤芍酒炒，二钱　白茯苓二钱　甘草炒，一钱　柴胡五分

上姜枣水煎。

血风攻脾不食

脾为中州，意智之脏也，诸经皆赖其养，与胃为表里。胃主司纳，脾主腐化，若劳伤真气，外邪乘之，诸症生焉。经云：胃乃脾之刚，脾乃胃之柔。盖伤胃则脾无所禀受，伤脾则不能为胃运化。是以脾胃为之表里，藉饮食以滋养百脉者也。假如不能食而肥肉削，乃脾胃经本病。右关脉缓而弱，乃脾胃之本脉。若见弦紧，或四肢满闷①，淋漓，便难，转筋，此肝之脾胃病也。若兼洪大，或肌热，烦热面赤，此心之脾胃病也。若兼浮涩，或气短喘急，咳嗽痰盛，此肺之脾胃病也。若兼沉细，或善恐善欠，此肾之脾胃病也。各当于本经药中加兼症之药，此东垣先生之治法也。

---

① 闷：原作"闭"，据《校注妇人良方·卷六·妇人血风攻脾不食方论第七》改。

附治验

《薛案》：一妇人，停食饱闷，或用人参养胃汤、木香槟榔丸，而泄泻吐痰，腹中成块。又与二陈、黄连、厚朴，反加腹胀不食。余以为脾胃气虚不能消磨，用补中益气加茯苓、半夏五十余剂，脾胃健而诸症痊。

一妇人饮食，每用碗许，若稍加，非大便不实，必吞酸嗳腐。或用二陈、黄连、枳实，反加内热作呕。余曰：此末传寒中。不信，仍作火治，虚症悉至，月经不止。余用六君加炮姜、木香数剂，诸症渐退。又以补中益气加炮姜、木香、茯苓、半夏，数剂全愈。后因饮食劳倦，兼以怒气，饮食顿少，元气顿怯，仍用前药，更加发热，脉洪大，按之而虚，两尺如无。此命门火衰，用补中益气加姜、桂及八味丸兼服，两月余，诸症寻愈。此症若因中气虚弱，用人参理中汤，或六君子加木香、炮姜，不应，用左金丸，或越鞠丸。虚寒加附子理中汤，无有不愈。

一妇人胸满少食，或腹胀吞酸，或经候不调，此中气虚而不能施化也，用补中益气，加砂仁、香附、煨姜而饮食进，更以六君芎归、贝母、桔梗而经自调。

一妇人年三十余，忽不进食，日饮清茶、水果，已三年余矣。余谓：脾气郁结，用归脾加吴茱萸四剂，遂饮食如常。若人脾肾虚而不饮食，当以四神丸治之。

越鞠丸 治郁伤气滞，以致胸膈痞闷，或肚腹膨胀，或咽喉不清，或痰气不爽，或饮食少思，或吞酸嗳腐，宜用此药清之。若人脾胃虚弱，用六君子汤为主。大凡中气虚弱，变症百出，难以名状，但用四君补其脾胃，元气渐复，诸症自退。若用治病之药则误矣。

香附　苍术炒　川芎　栀子炒　神曲炒　山楂等分

上为末，用神曲糊丸绿豆大。每服六七十丸，食远白汤送下。

升阳益胃汤　治脾胃虚弱，怠惰嗜卧，时值秋燥令行，湿热方退，体重节痛，口苦舌干，心不思食，食不知味，大便不调，小便频数。兼见肺病洒淅恶寒，惨惨不乐，乃阳气不升也。

黄芪二两　人参　甘草炙　半夏二两，脉涩者用　白芍炒　羌活　独活　防风五钱，以其秋旺，故以辛温泻之　陈皮四钱　白术土炒　泽泻不淋勿用　茯苓小便利，不渴①者勿用　柴胡三钱　黄连二钱

每三钱，姜枣煎。又补中益气汤加炒曲、黄芩，亦名益胃升阳汤。治妇人经候凝结，血块暴下，脾虚水泻。

补脾胃泻阴火升阳汤　治饮食伤胃，劳倦伤脾，火邪乘之，而生大热，右关脉缓弱，或弦或浮数。

黄芪　苍术泔浸，炒　甘草炙　羌活一两　升麻八钱　柴胡两半　黄连酒炒，五钱　黄芩炒　人参七钱　石膏少许，长夏微用，过时去之

---

① 渴：原作"汤"，据《内外伤辨惑论·卷中·肺之脾胃虚方》改。

每服三钱或五钱，用姜枣水煎。

咳　嗽

夫肺为四脏之华盖，内统诸经之气，外司腠理皮毛，若外邪入于肺中，故令咳嗽。当以脉息辨之，浮而弦者起于风，濡而弱者起于湿，洪而数者起于热，迟而涩者起于寒。风者散之，湿者燥之，热者凉之，寒者温之，虚者补之。午前嗽者，胃火也。午后嗽者，阴虚也。黄昏嗽者，火气浮于肺也。五更嗽者，饮食之火流于肺也。肺胀而嗽，或左或右不得眠，此痰挟瘀血气滞而病。大抵午前嗽，属胃火盛，用竹叶石膏汤；胃气虚用补中益气加炒山栀。午后嗽属阴血虚，用四物、黄柏、知母二味酒炒拌炒黑；肾水虚用六味地黄丸。黄昏嗽用四物、五味、麦冬，并前丸。五更嗽用六君、香砂。不得眠及两胁下痛，用六味地黄、补中益气。若因气虚，腠理不密，六淫所浸，当祛外邪而实脾土。若因心火太过，当伐肝木而滋肺金。若因肺金气虚，当补脾土而生肺气。若因肾水亏损，虚火炎上，当补肺肾以滋化源。大抵①风邪胃火，此实热为患，易治。惟肺肾亏损，此真脏为患，最难调治。

附治验

《薛案》：一妇人咳嗽发热，呕吐痰涎，日夜约五六

---

① 抵：原作"法"，据《校注妇人良方·卷六·妇人咳嗽方论第十一》改。

碗，喘咳胸痞，燥渴不食，崩血如涌。此脾土虚寒，用八味丸，及附子理中汤而愈。

一妇人咳嗽，早间吐痰甚多，夜间喘急不寐。余谓早间多痰，乃脾虚饮食所化；夜间喘急，乃肺虚阴火上冲。用补中益气加麦冬、五味而愈。

一妇人患咳嗽，胁痛发热，日晡益甚。余曰此肝脾虚热而伤肺也，用加味逍遥散加熟地治之而愈。后因怒气劳役，前症仍作，兼太阳痛，或寒热往来，或咳嗽遗尿，此肺气虚，而尿脬失制也，仍用前散及地黄丸而瘥。

一妇人久咳嗽，面色萎黄，或时㿠白，肢体倦怠，饮食少思，稍多则泻，此脾土虚而不能生肺金，朝用补中益气，夕用六君子为主，间佐以八珍汤，三月余渐愈。后感寒邪喘嗽，胸腹作胀，饮食不入，四肢逆冷。此中气尚虚，不能充皮毛、肥腠理、司开阖之所致也，遂用六君加生姜、桔梗而愈。

一妇人咳嗽胁痛，或用清肺化痰降火等剂，久不愈，更加内热晡热。若两胁或小腹内热，其咳益甚，小便自遗。余曰此属肝经血虚火动，用六味丸加五味子，滋肾水以生肝血，用补中益气，生脾土以滋肺金而寻愈。

导痰汤 治痰涎壅盛，胸胁痞塞，或咳嗽恶心，饮食少思。

半夏二钱　南星　枳实麸炒　茯苓　橘红一钱　甘草五分

上姜十片，水煎。

法制清气化痰丸　顺食快脾，化痰消食，兼治五更嗽。

半夏　南星去皮尖　白矾　皂角　干姜四两

先将白矾等三味，用水五碗，煎水三碗，却入半夏二味，浸二日再煮，至半夏、南星无白点为度，晒干加入。

陈皮　青皮　紫苏子炒　萝卜子炒，另研　杏仁去皮尖，研　葛根　神曲炒　麦芽炒　山楂子　香附子

上为末，蒸饼丸桐子大。每服五七十丸，临卧茶汤任下。

加减小柴胡汤　治咳嗽寒热往来。

柴胡　半夏　黄连炒，一钱　甘草炒　干姜炮，五分　五味炒，杵，三分

上水煎服。

麦门冬汤　治火热乘肺，咳嗽有血，胸胁胀满，五心烦热。

麦冬去心　桑白皮炒　生地一钱　半夏　紫菀　桔梗　淡竹叶　麻黄七分　五味子杵　甘草五分

上姜水煎服。

参苏饮　治外感风寒，咳嗽气逆，血蕴上焦，发热气促，或咳血衄血，或咳嗽不止。加黄芩、山栀，名加味参苏饮。

人参　紫苏叶　半夏姜汁拌炒　茯苓　陈皮　桔梗　葛

根　前胡　枳壳_{麸炒,一钱}　甘草_{炙,五分}

上姜水煎服。

定嗽汤　治痰嗽胸满，坐卧不安，声重鼻塞，头昏。

半夏曲　明阿胶炒　甘草炒,五分　罂粟壳一钱，制

五味子_{杵,炒}　桑白皮炒　麻黄_{去节}　人参

上姜三片，乌梅半个，水煎，临卧服。

千金五味子汤　治咳嗽皮肤干燥，唾中有血，胸胁疼痛。

五味子_{杵,炒}　桔梗炒　紫菀　甘草炒　续断一钱　竹茹三钱　赤小豆一撮　生地　桑白皮半两

上水煎服。

劳　嗽

经曰：感于寒，微则为咳，甚则为泄。盖肺主气，合于皮毛，邪伤皮毛则咳，为肺病，传于各脏，以时受邪。肺为嫩脏，邪易伤而难治。其嗽有肺、心、脾、肾、肝、风、寒、支饮、胆之十种①。亦有劳嗽者，华陀谓之邪嗽，孙真人谓之注嗽。此因酒欲过度，劳伤肺经，重者咳吐脓血，轻者时发时瘥。或先呕血而后嗽，或先咳嗽而吐血。此又挟邪传疰，孙真人用通气丸、四满丸、蛤蚧、桃柳枝、安息香之类。若肺中有虫，入喉痒嗽，须以药含化，

① 十种：据上文，当作"九种"。

其虫即死，嗽即止。

附治验

《薛案》：一妇人患前症，不时发热，或时寒热，或用清热之剂，其热益甚，盗汗口干，两足如炙，遍身皆热，昏愦如醉，良久热止方苏，或晡热至旦方止。此阴血虚而阳气弱也，余朝用六味丸料，夕用十全大补汤，月余诸症稍愈。更兼以补中益气汤，两月余而愈。

梅师治一妇人患肺热久嗽，身如炙，肌瘦将成肺劳，以枇杷叶、木通、款花、紫菀、杏仁、桑白皮等分，大黄减半，各如常制，治讫，同为末蜜丸如樱桃大，食后临卧含化一丸，未终剂而愈。

汪石山治一妇人，年二十余，病咳嗽，呕血盗汗，或肠鸣作泄，午后发热，汪切脉细数无复伦次。因语之曰：《难经》云：七传者，逆经传也。初因肾水涸竭，是肾病矣，肾邪传之于心，故发热而夜重，心邪传之于肺，故咳嗽而汗泄，肺邪传之于肝，故胁痛而气壅，肝邪传于脾，故肠鸣而作泄，脾邪复传之于肾，而肾不能再受邪矣。今病兼此数者，死不出旬日之外矣。果如期而逝。

一妇人患症同前，医作肺痈治，而用百合煎汤煮粥食反剧。汪诊其脉，细弱而缓，治以参芪甘温等剂，不数服而愈，此由治之早也。

孙师四满丸 治上气嗽、饮嗽、燥嗽、冷嗽、邪嗽，谓之五嗽。

炮姜　桂心　踯躅花　芫花根皮二分　芎䓖　紫菀二两

蜈蚣一条，去头足，炙　细辛　甘草炙　鬼督邮　人参

半夏浇，一两

上为末，炼蜜丸大豆许。每服三丸，米饮下，日三服，未应，加至七八丸。

团鱼丸　治骨蒸劳嗽，累效。

贝母　前胡　知母　杏仁　柴胡等分　生团鱼二个

上药与鱼同煮熟，取肉连汁食之。将药焙干为末，用骨更煮汁一盏，和药丸梧子大。每服二十丸，煎黄芪六一汤空心送下，病既安，仍服黄芪六一汤调理。

海藏紫菀散　治咳中有血，虚劳肺痿。

人参　紫菀　知母炒　贝母　桔梗　茯苓　阿胶炒，一钱　五味子杵，三分　甘草炙，五分

上姜水煎服。

参术调中汤　泻热补气，止嗽定喘，和脾胃，进饮食。

黄芪四分　桑白皮五分　人参　炙甘草　青皮　白茯苓二分　五味子杵，五分　白术三分　麦冬　地骨皮　陈皮五分

上水煎服。

劳嗽必效方　治劳嗽如神。

紫菀三钱，蜜炙　款冬花二钱，蜜炙　炒麦冬二钱半　炙百合二钱　百部　北五味　橘红　贝母　阿胶珠　桔梗炙草　经霜桑叶　枇杷叶一钱，去毛，炙

上姜枣煎服。

喘　满

岐伯曰：夜行则喘出于肾，淫气病肺。有所堕恐，喘出于肝，淫气害脾。有所惊恐，喘出于肺，淫气伤心。度水跌仆，喘出于肾与骨。皆因外邪所感而致。太阳病则脉浮，无汗而喘，用麻黄汤。阳明病则汗出而满，喘而潮热，承气汤。表邪未解，喘促汗出，葛根黄芩汤。微喘，桂枝厚朴杏仁汤。汗出而喘，麻黄杏子甘草石膏汤。表邪未解，小青龙汤去麻黄加杏仁。感寒伏热而喘，九宝汤。气郁痰盛喘促，四七汤。涎多而喘，千缗汤。不得卧而喘，神秘汤。寒热喘咳，枣膏丸。上气喘促，神授汤。上盛下弱，吞黑锡丹。若四肢逆冷，脉息沉细，或寸大尺小，胸胀冷汗，大便频数，上气喘促，此虚极挟寒之阴症，急用返阴丹。

东垣云：肺金受邪，由脾胃虚弱，不能生肺，乃所生受病，故咳嗽、气短、气上，皮毛不能御寒，精神少而渴，情惨不乐，皆阳气不足，阴气有余也。治法：若肺气虚弱，用四君、枳壳、半夏；脾虚不能生肺，补中益气汤；七情气结，四七汤；脾经郁结，归脾汤；肺气虚弱，人参补肺散；肺经火盛，人参平肺散；肾水败浊，六味丸；真阳虚损，八味丸。或兼小便不利，为害尤速，非二丸不能救。

附治验

《薛案》：一妇人伤风寒作喘，或用表散，愈而复患。仍用前药，其症益甚，饮食少思，胸腹不利。此因脾肺气虚也。予先用六君子汤加桔梗渐愈，又用补中益气汤全愈。

一妇人患前症，属命门火虚，不能生脾土，用补中益气汤、八味地黄丸而痊。后复患，其喘益甚，用前药不应，遂用黑锡丹二服喘止。仍用前二药，而诸症痊。凡属邪气有余者，其症易识，治效亦速，其属元气不足者，变症不一，效非可以旦夕期也。

神秘汤 治水气乘肺作喘，或支饮喘满，痰嗽不食。

陈皮去白　紫苏叶　人参　桑白皮　生姜一钱

上水煎服。

枣膏丸 治息贲在右胁下，大如杯，令人洒淅寒热，喘咳。

甜葶苈炒，研　陈皮　苦梗等分

上为末，煮枣肉丸桐子大。每服数丸，白汤下。许学士云：余常停饮水积，食已必咳，渐喘，觉肺系急，服此良验。

神授汤 治上气喘急，不得卧。

橘红　苦梗　紫苏　人参一钱　五味子杵，炒，二分

上姜水煎服。

九宝汤 治伏热咳嗽喘急。虚劳自汗者不可服。

薄荷　紫苏　大腹皮洗　甘草炒　杏仁去皮尖　陈皮一钱

上姜十片，乌梅一个，水煎。

四磨汤　治七情郁结，上气喘急满闷，痰涎上涌。

人参　槟榔　沉香　乌药

上四味，各浓磨，白沸汤少许温服。

梦与鬼交

人禀五行秀气而生，承五脏神气而养，若调理失节，血气虚衰，则鬼邪干其正，隐避而不欲见人，时独言笑，或时悲泣，是其候也。脉息迟伏，或如鸟啄，或绵绵而来，不知度数，面颜不变，亦其候也。此症多由七情亏损心血，神无所护，宜用安神定□①等药，则正气复而神自安。若脉来乍大乍小，乍短乍长，亦为鬼祟也，宜灸鬼哭穴。以患人两手拇指相并，用线紧札②，当合缝处半肉半甲间，灼艾灸七壮，若果是邪祟病者，即乞求免灸，云：我自去矣。

附治验

虞恒德治一妇，年近三十有姿色，得一症，如醉如痴，颊赤面青，略有潮热，饮食不美，其脉乍疏乍数而虚，每夜见白衣少年与睡。一医与八物汤服数十贴，不效。虞往诊之，见其家有白狗，卧枕户阈。虞曰：必此所

---

① □：原书缺，疑作"志"。

② 札：缠绕；捆；绑。

为，命杀狗取其心血及胆汁，丸安神定志之药。以八物汤吞下，服药十数贴，丸药一料以安其神。丸药用远志、石菖蒲、川归、黄连、茯神、朱砂、侧柏叶、草龙胆等药也苏和丸亦佳。

茯神散　治妄有所见，言语杂乱，时或昏昧痰热。

茯神一两半，炒　茯苓　人参　石菖蒲一钱　赤小豆五分

上水煎服。

桃仁丸　治与鬼魅交通。

辰砂另研　槟榔　当归　桃仁三钱　水银一钱，枣肉一个，研令星尽　麝香　阿魏面裹煨　沉香半两

上为末，炼蜜丸桐子大。每服十丸，空心桃仁汤下。

辟瘟丹　虎头骨二两　朱砂　雄黄　雌黄　鬼臼　皂荚　芜荑仁　鬼箭羽　藜芦一两

上为末，炼蜜丸弹子大。囊盛一丸，男左女右系臂上，及用一丸当病人户前烧之，一切邪鬼不敢近。

煞鬼丸　治骨蒸传尸，鬼气伏连。

麝香三分　犀角镑　木香　白术一两　鬼箭羽　辰砂另研　虎头骨酥炙　桃仁去皮尖，双仁，麸炒黄　雄黄一两半

上为末，蜜丸桐子大。温水下二十丸。此药能辟瘟疾，可佩之。

卷六　杂症门

呕吐哕诸症

薛立斋云：东垣先生云，此症内有故寒，与新谷俱入于胃，新故真邪相攻，气并相逆，复出于胃，故为哕，补手太阴，泻足少阴。又云：胃因气逆为哕。夫呕吐哕者，俱属于胃，以其气血多少为异耳。如呕者，阳明也，阳明多血多气，故有声有物，血气俱病也。仲景云：呕多虽有阳明症，慎不可下。孙真人云：呕家多服生姜，为呕家之圣药也。气逆者，必散之，以生姜为主。吐者，太阳也，太阳多血少气，故有物无声为血病也。有食入则吐，以橘皮去白主之。哕者，少阳也，多气少血，故有声无物，乃气病也，以姜制半夏为主。若脾胃虚弱，寒邪所客，饮食所伤者，用六君、丁香、藿香、生姜之类。若胃中有热，膈上有痰，用二陈、山栀、黄连、生姜、参、术、黄芪、香附之类。亦有痰膈中焦，食不得下者，有气逆而呕者，有气郁于胃口者，有食滞于心肺之分而复出者，有胃口有火与痰而呕者。若注船大吐渴饮水者即死，童便饮之最妙。若血不归源而呕，用十全大补汤，常用屡效。

附治验

《薛案》：太守阳山之内，素善怒，胸膈不利，吐痰甚多，吞酸嗳腐，饮食少思，手足发热数年矣。所服非芩、连、枳实，必槟、苏、厚朴。左关弦洪，右关弦数。此肝火血燥，木乘土位，朝用六味地黄丸，以滋养肝木，夕用六君、归、芍，以调补脾土而愈。乙巳夏，因大怒，吞酸嗳腐，胸腹胀满，或用二陈、石膏治之，吐涎如涌，外热如灼，脉洪大，按之如无。余曰：此脾胃亏损，虚阳发越于外，脾败而涎泛出也。用六君加姜、桂一钟，即睡觉而诸症如失，又数剂而康。

府庠沈娅文母，患脾虚中满，痰嗽发热，又食湿面冷茶，吞酸呕吐绝食，误服芩、连、青皮等药，益加寒热，口干流涎不收，问食则呕，数日矣。迎治。余曰：脾主涎，此脾虚不能约制也。欲用人参安胃散。惑于众论，以为胃经实火宿食治之，病日增剧。忽思冬瓜，食如指甲一块，顿发呕吐，酸水不止，仍服前药愈剧。复邀视之，则神脱脉绝，濒死矣，惟目睛尚动。余曰：寒淫于内，治以辛热，然药不能下矣。急用盐艾、附子炒热熨脐腹，以散寒回阳。又以口气补接母口之气。又以附子作饼，热贴脐间。时许神色少苏，以参、术、附子为末，仍以是药加陈皮煎膏为丸如粟米大，入五七粒于口，随津液咽下，即不呕。二日后加至十粒，诸病少退，甘涎不止。五日后渐服前剂一二匙，胃气少复，乃思粥饮。后投以参、术等药，温补脾胃五十余剂而愈。

丁香散 治脾胃气弱呕吐，水谷不消。

丁香　白术　缩砂　草果　甘草三钱　人参一两　当归
白豆蔻　藿香　甘草炒，半两　橘皮三分　神曲炒　诃子
半两

上为末，每服二钱，姜枣汤下。

竹茹汤　治胃热呕吐。

干葛二钱　半夏姜制，三钱　甘草五分　竹茹一弹子大

上姜枣水煎服。

许学士先生云：胃热者，手足心热也。政和中，一宗
人病伤寒，得汗身凉，数日忽呕吐，药食不下，用丁香、
藿香、滑石等药，下咽即吐。余曰：此正汗后余热留胃
脘，正宜竹茹汤。用之即愈。

许仁则半夏丸　治胃冷呕逆不食。

半夏洗去滑，一斤　小麦面一斤

上水和丸如弹子大，水煮热，初服四五丸，二服加至
十四五丸，旋煮间服。

七味人参丸　服前丸不应，可服此药

人参　白术五两　厚朴姜制　细辛四两　生姜　橘皮三
两　桂心二两

上为末，炼蜜丸桐子大。米饮下十丸，渐加至二
十丸。

青金丸　治呕吐不已。

硫黄二钱　水银一钱

上入铫内，慢火化，以木片拨炒成砂，研至黑，不见

白星，姜汁糊丸绿豆大。每服二三十丸，米饮下。

附方

人参安胃散 治脾胃虚热，呕吐泄泻，或饮食不入。

人参一钱　黄芪炒，二钱　生甘草　炙甘草五分　白芍七分　白茯苓四分　陈皮三分　黄连炒，二分

上水煎服。

霍乱吐泻

论曰：呕吐而利者，名霍乱也。因肠胃虚弱，饮食过度，触冒风冷，清浊相干所致。或先腹痛而吐，或先吐而痛，或吐利并作，当分寒热而治之。若四肢逆冷，脉微细者，用通脉四逆汤加猪胆汁。中暑霍乱，烦渴饮冷，转筋者，用香薷散。脉浮洪者易治，微迟者难治。

东垣云：脾胃虚弱，遇夏月淫雨，身重短气，甚则四肢痿软，脚欹眼黑，当滋肺气以补水之源。是以五月常服五味子、人参、麦门冬之剂，为热伤元气故耳，丹溪所谓夏月伏阴在内也。盖人之腹属地，巳月六阳尽出于地之上矣，是人之阳气亦浮于肌表，散于皮毛，而腹中之阳虚矣。又加以凉台水馆，大扇风车，寒泉水果，冰凉之物，自内及外，不用温热，病所由生。陈无择云：凡中暍切不得用冷药，惟用温养，得冷即死。道途无汤，即以热土熨脐中，溺以热尿即苏，概可见矣。《内经》曰：脉虚身热，得之伤暑。《难经》曰：伤暑得之为正邪，火自病也，当

恶臭，其病身热而烦，心痛，其脉浮大而散。《伤寒论》曰：太阳中暍者，身热疼痛而脉微弱，或发恶寒而脉微细芤迟。大抵寒伤形，热伤气。盖伤气而不伤形，则气消而脉虚弱。故先哲立法，夏月宜补，良有以也。前症若内有所积，外有所感，用二陈汤加减治之，或萝萄子捣碎，服而吐之。若饮米汤即死。若转筋不住，男子以手挽阴，女子以手牵乳，近两边，此《千金》妙法也。干霍乱不得升降，死在须臾。当以盐汤吐之，后以二陈汤加川芎、苍术、防风、白芷，姜煎服。若登圊而不通，加枳壳。若食瓜果饮冷，乘风霍乱，用六和汤，倍加藿香。凡中暑而亡者，皆因元气虚弱而暑气乘之，以致泄泻，阳气暴脱，实为阴寒之症。宜急补其阳，庶得保生，缓则不救。其他执为暑热，投以寒药，鲜不误事。

附治验

《薛案》：进士李通甫之内，冬间开衣箱，其内衣裳乃夏月所晒者，开时觉暑气所侵，良久患霍乱，足指足跟俱转筋甚恶，自分必死。用香薷饮一剂，急煎下咽即愈。

加减理中丸　治肚腹疼痛，手足逆冷，六脉沉细，饮食不入等症。

人参　白术　干姜　甘草等分

上为末，炼蜜杵匀，每两作五丸。每服一丸，白汤化下。呕吐加枳实，泄泻加干姜，吐泻干呕加半夏，体冷微汗腹寒加炮附子，水煎服。

四逆汤加猪胆汁名四逆猪胆汁汤

甘草二两　干姜三两　附子一枚，生

上每服五钱，水煎，入猪胆汁半合，作二服。

香薷散　治吐利腹疼，发热头痛，或霍乱转筋拘急。

香薷二钱　白扁豆　厚朴姜制　茯苓一钱

上水煎冷服，连进二三剂，加黄连，名黄连香薷饮。

十味香薷散　治伏暑身体倦怠，头疼恶寒，或吐泻等症。

香薷一两　人参　陈皮　白术炒　茯苓　黄芪炒　木瓜不犯铁器　厚朴姜制　扁豆甘草炒，半两

上每服一两，水煎。

清暑益气汤　治长夏湿热所蒸，四肢困倦，精神短少，懒于动作，胸满气促，支节作痛，或气高而喘，身热而烦，心下膨闷，小便黄数，大便溏频，或泻痢作渴，不思饮食，自汗体重。

黄芪炒　苍术　升麻一钱　人参　白术　神曲炒　陈皮五分　甘草炙　黄柏炒　麦冬去心　当归三钱　葛根二分　五味子九粒，炒，杵　泽泻五分　青皮二分

上水煎服。

大顺散　治冒暑伏热，引饮过多，脾胃受湿，水谷不分，清浊相干，阴阳气逆，霍乱呕吐，脏腑不调。

甘草炒　干姜炮　杏仁去皮尖，炒　桂去皮

上为末，每服二三钱，汤点服。

姜附汤 治霍乱转筋，手足厥冷，汗出呕逆，腹痛，脉欲绝者。

干姜炮，一两　附子一个，生用

上为末，每服五钱，水煎服。

通脉四逆汤 治霍乱恶寒，腹痛身冷，自汗，脉沉微如欲绝。

吴茱萸炮，一两　附子炮，一两　桂心　通草　细辛

白芍炒　甘草炙，半两　当归三钱

上每服四钱，水酒生姜煎。如不应，更加倍服之，以效为度。

半夏解毒汤 治一切暑热毒，五心烦躁，口舌咽干。

黄柏炒　黄芩炒　山栀炒　半夏等分

上每服五钱，水煎。

六和汤 治冒暑伏热，烦闷霍乱，转筋吐泻，寒热交作，头目昏痛，嗜卧倦怠，小便赤涩，不问胎产，并服之。

缩砂　半夏汤炮七次　杏仁去皮尖　人参　甘草炙，一两

赤茯苓　藿香　木瓜二两　扁豆姜汁略炒　香薷　厚朴姜制，四两

上每服一两，姜枣水煎服。

翻胃吐食

薛立斋云：此症有三，曰气、积、寒也，皆从三焦论

之。上焦吐者，从于气，气者，天之阳也。其脉浮而洪，食已暴吐，渴欲饮水，大便燥结，气上冲胸发痛，其治法当降气和中。中焦吐者，从于积，有阴有阳，食与气相假为积而痛。其脉浮而匿，其症或先痛而后吐，或吐而后作痛，治法当以小毒药去其积，槟榔、木香行其气。下焦吐者，从于寒，地之道也。其脉沉而迟，其症朝食暮吐，暮食朝吐，小便清，大便秘而不通，治法当以毒药通其闭塞，温其寒气，大便渐通，复以中焦药和之，不令大便秘结而自愈也。王太仆曰：食不得入，是有火也，食入反出，是无火也。又《发明》曰：噎者，六腑之所主，阳也，气也；塞者，五脏之所主，阴也，血也。二者皆由阴中伏火而作也。刘宗厚先生曰：若三焦传化失常所致，主于气也；若血亏胃脘干槁①所致，因于血也。塞犹填塞不通之义，故《发明》有治幽门不通，噎塞不便，通幽汤例。盖阳无阴不能通化，阴之失位而阳伏其中，传化不变而反上行矣。故前症或由饮食起居，七情亏损脾胃，痰饮停滞，中气不运。主治之法，若饮食不能入，用六君、山栀、吴茱萸、制黄连。若食入而反出，用六君、炮姜、白豆蔻、黄连、制吴茱萸。若痰滞而食反出，六君、枳壳、桔梗。若饮食少思，大便不实，胸膈痞闷，吞酸嗳腐，食反不化，是为脾胃虚寒，用东垣固真丸，或八味丸。若发

---

① 槁：通"槁"。干枯。《说苑·遗本》："弃其本者，荣其槁矣。"

热烦热，身恶风寒，或腹畏热食，或手足俱冷，胸满腹胀，是内真寒外假热，用神效附子丸或八味丸。大凡呕吐善食，喜饮冷水，是为有火；呕吐少食，喜引热汤，是为无火。当审其内而治之。

附治验

《薛案》：一妇人患前症，胸腹痞闷，得去后或泄气稍宽。余曰：此属脾气郁结而虚弱也，当调补为善。不信，乃别用二陈、枳实、黄连之类，不应，又用香燥破气，前症益甚，形气愈虚。余用加味归脾汤，治半载而痊。

一妇人患吐痰甚多，手足常冷，饮食少思。余曰：此肝脾郁怒，兼命门火衰。不信，另服化痰利气之剂，胸腹愈胀，又服峻利疏导之剂。余曰：非其治也，必变脾虚发肿之症，急服金匮加减肾气丸，庶有可救。仍不信，反服沉香化气等丸，果发肿而殁。

白垩散 治虚热翻胃，用白垩土一斤，米醋一升，煅土赤，入醋内，再煅，再入，以醋干为度。取土一两，入炮姜一钱为末。每服一钱，米饮下，甚者二钱。须服四两有效。

治实热翻胃，用黄连五钱，生姜汁浸炒，山楂三钱，保和丸三钱，同为末，糊丸麻子大，胭脂为衣。每服六十丸，煎人参汤入竹沥下之。

太仓丸 治胃弱翻胃。

肉豆蔻　砂仁二两　丁香一两　陈仓米一升，土炒上为末，姜汁糊丸桐子大。每服六七十丸，姜汤下。

青金丹 每服三十丸，生姜、陈皮煎汤送下。方见前呕吐类

东垣补真丸

肉苁蓉酒浸，焙　葫芦巴炒　附子炮，去皮　阳起石煅
肉豆蔻面裹，煨　菟丝子酒浸，蒸　川乌炮，去皮　沉香　五味子五钱　鹿茸酒浸，炒　巴戟去心　钟乳粉一两

上为末，用羊腰子两对，治如食法，葱椒酒煮，捣烂，入酒糊丸如梧子大。每服七十丸，空心米饮、盐汤任下。

神效附子丸 治脾肾虚寒呕吐，或翻胃膈噎，用黑附子重一两四五钱、端正底平尖圆一枚，灰火炮皮裂，入生姜自然汁内，浸润晒干乃炮，再入汁浸润，仍晒再炮，用尽姜汁半碗为度。却去皮脐为末，以人参煎膏，丸黍米大。每服数丸，津唾咽下。胃气稍复，饮食稍进，投以温补之剂。

噎　膈

咽者，嚥也。饮食到咽，忽然梗塞不得嚥者，噎也。噎有不顺之义，病在于肺，肺为天，虚则天气不降，因而地道不通，云雾之气不能上腾，则雨露之泽不能下沛，于是咽嗌不利。气逆不顺，遇饮食而成噎，甚有一见饮食而心中先觉噎塞者，机先病也。若膈者，则有物阻隔于心坎之间，使饮食不能进于胃脘也。病由心脾郁结，中气不和，气逆膻中而化火，津液凝聚而成痰，痰、气、火三

者，并结不开，初则为痛，痛久成膈。亦有暴怒，或郁怒伤肝，肝血亏而肝气有余，则木燥火炎，金囚水涸，脾成燥结之土，失其营运转输之职，凡胃中所有津液尽为燥火所炼而成痰。甚至饮食恣用辛辣炙煿以动胃火，使胃络伤而血溢。久则凝痰瘀血，阻碍咽嗌上脘，及清气出入之路，于是汤饮犹能渗入，食物即难到胃。二者之病有虚无实，多火少寒，所以少壮不能病，而病于年高衰朽精枯血燥之人也。多由平日忧思郁结，费心劳神，气郁化火，消耗精津血液，食少事烦，资生之本渐减，遂致胃槁肠枯，阴阳不能和顺，气血不能流通。主治之法，血枯者，血以濡之，当养血滋燥为主。火郁上焦，辛以散之，治以甘凉辛润之剂。血瘀以行导为先，而痛当自止。凝痰审其燥湿，而或润或燥。郁气视其虚实，而或补或清。大抵脉见微滑缓弱者，易治。若沉弦涩数，或空弦急促，而形神枯萎，肌肉消瘦，肠枯便燥者，难治。

附治验

丹溪治一中年妇人，食后必吐出数口，却不尽出，膈上时作声，面色如平人，病不在脾胃，而在膈间。其得病之由，乃因大怒未止辄食面，故有此症。想其怒甚，则死血菀于上①，积在膈间，碍气升降，津液因聚为痰为饮，

---

① 上：原作"土"，据《素问·生气通天论》："阳气者，大怒则形气绝，而血菀于上"改。

与血相搏而动，故作声也，用二陈加香韭汁、萝葡子。二日以瓜蒂散、败酱吐之，再一日又吐，痰中见血一盏，次日复吐，见血一钟而愈。

一中年妇人反胃，以四物汤加带白陈皮、留尖桃仁去皮、生甘草、酒红花浓煎，入驴尿以防生虫，与数十贴而安。一妇人食必屈曲下膈，梗涩微痛，脉右甚涩而关沉，左却和。此污血在胃脘之口，气因郁而为痰，必食物而致。询其去腊日，饮斫剁酒三盏，遂以生韭汁半盏冷饮，细呷之，尽二斤而愈。

以上三人皆滞血致病，而脉涩应之，乃噎膈之渐也。

虞恒德治一妇人，年五十余，夏秋间得噎症，胃脘痛，食不下，或食下良久复出，大便燥结，人黑瘦甚，右关前脉弦滑而洪，关后略沉小，左三部俱沉弦，尺带芤。此中气不足，木来侮土，上焦湿热郁结成痰，下焦血少，故大便燥结，阴火上冲吸门，故食不下。用四物以生血，四君以补气，二陈以祛痰，三合成剂加姜炒黄连、枳实、瓜蒌仁，少加砂仁，又间服润肠丸，或服丹溪坠痰丸，半年服前药百贴而痊。

一妇人年近五十，身材略瘦小，勤于女工，得膈噎症半年矣。饮食绝不进，而大便结燥不行者十数日，小腹隐隐然疼痛，六脉皆沉伏。以生桃仁七个，令细嚼，杵生韭汁一盏送下作血瘀治。片时许，病者云：胸中略见宽舒。以四物六钱，加瓜蒌仁一钱，桃仁泥五分，酒蒸大黄一钱，

卷六　杂症门

一四三

酒红花一分，煎成正药一盏，取新温羊乳汁一盏，合而服之。半日后下宿粪若干，明日腹中痛止，渐可进稀粥而少安。后以四物出入加减，合羊乳汁服五六十贴而安。

吴茭山治一妇人，患宿痰，呕吐。作噎膈治，以陈皮、海粉、枳实、白术、香附、半夏曲，愈后以清气化痰丸常服，其患不复举矣。

江应宿治一老妇，近七旬，患噎膈，胃脘干燥，属血虚有热，投五汁汤二十余日而愈。其方芦根汁、藕汁、甘蔗汁、牛羊乳、生姜汁少许，余各半盏，重汤煮温，不拘时徐徐服。

降霜丸 火烈金囚，水源枯涸，咽嗌干燥，胃脘闭塞，先翻①胃而渐噎膈，以此生津助液，润燥滋枯，攻逐结痰，以通咽路。

黑豆 绿豆四十九粒 百草霜五钱 硼砂 朱砂二钱 牙硝 嫩见茶 滴乳香 川黄连一钱

上末之，乌梅肉捣烂成丸，如芡实大。每一丸，不时噙化。

八仙膏 肺与肾子母相关，金水相生，所谓地气上为云，天气下为雨者也。虚则天地不交，阴阳不和，水源竭而诸燥生，肠胃枯而气道塞，于是上格下关，津枯液燥之症毕至矣。此药久服清补兼施，痰气并利。

---

① 翻：原作"番"，据上文"翻胃吐食"改。

藕汁　萝卜汁　姜汁　甘蔗汁　梨汁　生白果　竹沥
白蜜

上等分熬膏，不拘时隔汤顿①热噙化。如痰多加川贝粉调入，如吐血加阿胶数钱化下②。

又方

童便取清白，不拘多少　川贝母五钱　广橘红一钱五分
煎浓汁

沉香二钱　郁金一钱　磨浓汁

人参二钱　煎浓汁

香稻米饮取新鲜清者，不拘多少　人乳取新鲜者，不拘多少

以上六种汤液各贮小嘴茶壶内，用铜锅隔汤炖热，随病增减轮饮无间。旬日之后，自有起色。然初起当以开郁降气为主，宜多服童便、贝母、沉香汤，而少用参汤、人乳。至半月后，上下通顺，当以补益为主，宜多用参汤、人乳、米饮，而少用橘贝、沉香。

《活人录》曰：元气虚弱，非人参不能补益。血液枯燥，非人乳不能滋培。童便，人身之真水也，以此滋不足之阴，清虚炎之火。米饮，水谷之精津也，以此补中养胃，得谷乃昌。沉香、郁金开郁顺气，乃通关利膈之药。贝母、橘红清气化痰，为润肺清金之剂。用药至此，医之能事毕矣。若病者潜心静养，加意调摄，无有不效。苟或

---

① 顿：当作"炖"，下文径改。
② 化下：此后原衍"收化下"三字，据文义删。

未然，非医之过也。

代赭旋覆汤

旋覆花 甘草三两 人参二两 代赭石一两 半夏半升

生姜五两 大枣十二枚

成氏曰：硬则气坚，旋覆之咸以软痞硬；怯则气浮，代赭之重以镇虚逆；辛者散也，生姜之辛以散虚痞；甘者缓也，人参、甘草、大枣之甘以补胃弱。周扬俊曰：予每借之以治反胃噎食，气逆不降者，神效。

鼻　血

妇人气血调和，则循环经络。若劳伤元气，阴虚火动，气逆于肺，则血即随鼻而衄，产后尤不可治。陈无择曰：亦有因怒气而后得者。赵恭人鼻衄，先用苏合香丸四粒，次用五苓散，浓煎白茅花汤，调服即止，又用芎归汤调理而安。一富男鼻血，六脉洪数，讯之云曾服丹药，遂用芩、连、大黄为末，水调服解之而愈。大凡杂症见血多，因阴分郁热，或内有所伤，皆属五志所伤。经云：诸见血，身热脉大者，是火邪胜也；身凉脉静者，易治，是真气复也。仍与后症同用。

附治验

《薛案》：一妇人经素不调，因怒衄血。此肝火炽盛，用加味小柴胡加红花，一剂血止，又用加味逍遥散、八珍汤兼服三十余剂，经行如期。

一妇人郁结而患前症，用加味归脾汤，其血渐止，饮食渐进。用加味逍遥散，元气渐复，寒热渐止。后因怒仍鼻衄，寒热往来，用小柴胡汤加芎、归、丹皮而愈。

一妇人因劳衄血，服凉血之剂，更致便血。或以血下为顺，仍用治血。余曰：此因脾气下陷而血从之，当升补脾气，庶使血归其经。不信，果血益甚。余朝用补中益气汤，夕用加味归脾汤而愈。此症用寒凉止血，不补脾肺而死者多矣。

刺蓟散　治血热鼻衄。

刺蓟　生地黄二钱　桑耳　乱发灰　艾叶一钱，炒　蒲黄五分

上水煎服。

又方　用白茅根汁一合饮之即止。

又方　用生葱心塞鼻中，血即止，若刀斧所伤，用之血亦止。

四物汤加侧柏、生地黄，治虚热吐血甚效。若脾经血虚，须用四君加芎、归。若脾经气郁，须用归脾汤。若肝肾亏损，须用六味丸。若气血俱虚，须用十全大补汤。

济生犀角地黄汤　治热郁不解，泛行经络，或流肠胃，随气涌泄，以致衄血吐血，或为便血，并皆治之。

生地黄　犀角镑，如无，升麻代　白芍药　牡丹皮一钱

上每服四五钱，水煎。若实热炽甚，加炒黄芩。若去血过多，或脾肺之气亏损，不能摄血归源者，急用四君子汤。怀抱郁结者，用归脾汤。

枇杷叶散　治暑毒攻心，衄血呕血，或吐泻作渴。

香薷二钱　厚朴姜制，一钱半　甘草炙　麦冬去心　木瓜不见铁器　白茅根一钱　陈皮　枇杷叶　丁香五分

上末，每服三五钱，姜水煎。

吐　血

妇人吐血者，由脏腑伤损所致。夫气血外行于经络，内荣于脏腑，若六淫七情，饮食起居，有所损伤，行失常道，逆则吐血也。经云：肺朝百脉之气，肝统诸经之血。必用甘温之剂补其阳气，使血各归其经。如大吐血病，毋论其脉，急用独参汤救之。若潮热咳嗽而脉数者，元气虚而假热之脉也，皆由脾胃先损，须用人参之类。《本草》云：人参治脾胃不足，补中温中，泻脾肺中之火。东垣先生云：脾胃虚者，心火亢甚而乘土位。肺气受邪，须用黄芪最多，人参、甘草次之。脾胃一虚，肺气先绝，故用黄芪以益皮毛而闭腠理。当治气血虚弱，用十全大补最善。若用寒凉止血，胃气反伤，无不致祸。

附治验

《薛案》：一老妇每作，先饮食不进，或胸膈不利，或中脘作痛，或大便作泻，或小便不利。余以为肝脾之症，用逍遥散加山栀、茯神、远志、木香而愈。后郁结吐紫血，每作先倦怠烦热，以前药加炒黑黄连三分，吴茱萸二分，顿愈。复因怒吐赤血甚多，燥渴垂死。此血脱也，法

当补气，乃用人参一两，苓、术、当归各三钱，陈皮、炮黑干姜各二钱，炙甘草、木香各一钱，一剂顿止。又用加味归脾汤，调理而痊。

一女子怀抱素郁，胸满食少，吐血面赤，用六味丸及归脾加山栀、贝母、白芍而愈。

一妇人为哭母吐血，咳嗽发热，盗汗，经水不行。此悲伤肺，思伤脾，早服补中益气加桔梗、贝母、知母，夕用归脾汤送六味丸而愈。

柔脾汤　治虚热吐血、衄血、汗出。

甘草炒　白芍药炒　黄芪五钱　熟地黄一两五钱

上每服五钱，水酒煎。

一妇人月经不利，忽妄行呕血，察其形脉如常，用四生丸即安。一女子饱食负重而吐血，用前汤及青饼子而痊。世治吐血，并用竹茹、地黄、藕汁，亦不可拘泥。如阳乘于阴，血得热则流散，经水沸溢，理宜凉解，大黄、犀角之类；如阴乘于阳，所谓天寒地冻，水凝成冰①，须当温散，干姜、肉桂之类。

四生丸　治阳乘于阴，以致吐血衄血。

生荷叶　生艾叶　生柏叶　生地黄等分

上研丸鸡子大。每服一丸，水煎服。陈日华云：先公当游灵石寺，主僧留饭设桌，一僧见桌不稳，急俯稳之，

---

① 冰：原作"水"，据文义改。

举首即呕血。明年到寺，问旧呕血者何如？主僧言服得四生丸即愈。自得此方，屡治有效。愚思前症，乃内热暴患，用之有效。若人病久，本元不足，须补脾以滋化源，否则虚火上炎，金反受克，获生鲜矣。

姜草汤 治阴乘于阳，寒而呕血。

甘草炒 干姜一钱

上水煎服。理中汤亦妙。

花蕊石散 治瘀血积于内，以致大小便不通，或血蓄于上而吐不止。

花蕊石一斤 土色硫黄四两

上和匀，先用纸泥封固瓦罐一个，入二药，仍封固，阴干。如急用，以焙笼内炙干，用炭煅赤，去火，次日取出细研。每服一钱，童便热酒下。一妇人苦吐血百药不效，童便酒调服此，不数服而愈。

济生鸡苏散 治劳伤肺经，唾中有血。

鸡苏叶 黄芪炒 生地黄 阿胶炒 贝母 白茅根一钱
桔梗炒 麦冬去心 蒲黄炒 甘草炒，五分

上姜水煎服。

生地黄散 治郁热衄血，咯血吐血，阴虚而不能愈者。

柴胡 枸杞子 黄连炒 地骨皮 甘草炒 天门冬
黄芩炒 生地黄 黄芪炒 白芍药 熟地黄等分

上水煎，下血加地榆。

麦门冬饮子　治气虚吐血，或气虚不能摄血者。

五味杵，十粒　麦门冬去心　黄芪炒，一钱　当归身　人参　生地黄五分

上水煎服。

痃癖诸气

妇人痃癖，因脾气虚弱而邪气积聚。盖痃者，在腹内，近脐左右有筋脉急痛，如臂如指如弦之状；癖者，僻在两肋之间，有时而痛。皆阴阳不和，经络痞膈，饮食停滞，冷气固结而成也。罗谦甫曰：养正邪自除。必先调养，使荣卫充实。若能充实，方可议下。但除之不以渐，则必有颠覆之害。若不守禁忌，纵嗜欲，其有不丧身者鲜矣。

附治验

《薛案》：一妇人内热作渴，饮食少思，腹内初如鸡卵，渐大四寸许，经水三月一至，肢体消瘦，齿颊似疮，脉洪数而虚，左关尤甚。此肝脾郁结之症，外贴阿魏膏，午前用补中益气汤，午后用加味归脾汤。两月许，肝火少退，脾土少健。午前以补中益气下六味丸，午后以逍遥散下归脾丸。又月余，日用芦荟丸二服，空心以逍遥散下，日晡以归脾汤下。喜其谨疾调理，年余而愈。

一妇人腹内一块，不时上攻，或作痛有声，或吞酸痞闷，月经不调，小便不利，二年余矣，面色青黄。余以为肝脾气滞，以六君加芎、归、柴胡、炒连、木香、

吴茱萸各少许，二剂，却与归脾汤下芦荟丸。三月余，肝脾和而诸症退。又与调中益气加茯苓、丹皮，中气健而经自调。

一妇人经候过期，发热倦怠，或用四物、黄连之类，反两月一度，且少而成块。又用峻药通之，两目如帛所蔽。余曰：脾为诸阴之首，目为血脉之宗，此脾伤五脏，皆为失所，不能归于目也。遂用补中益气、济生归脾二汤，专主脾胃，年余而痊。

麝香丸　治痃癖冷气，心腹作痛。

麝香二钱，另研　阿魏五钱，面裹煨，令面熟　桃仁　五灵脂炒　三棱醋制，二两　芫花醋制　槟榔一两　莪术醋制　桂心　没药　木香　当归半两

上末，饭丸桐子大。每服十丸，淡醋汤下。

又方　獖猪肝一具，重十余两，用巴豆仁五十枚，入肝内，用酽醋三碗，慢火熬干，研烂，量入三棱末，丸桐子大。每服五丸，食前热酒下。治痃癖神效。

芦荟丸　治疳癖肌肉消瘦，发热潮热，饮食少思，口干作渴，或肝疳食积，口鼻生疮，牙龈蚀烂等症。

芦荟　胡黄连　黄连炒焦　木香　白芜荑炒　青皮五钱　当归　茯苓　陈皮一两五钱　甘草炒，七钱

上为末，米糊丸桐子大。每服七八十丸，米汤下。

阿魏膏　治一切痞块，更服胡连丸。

羌活　独活　元参　官桂　赤芍　穿山甲　生地　两

头尖　大黄　白芷　天麻五钱　红花四钱　木鳖十枚，去壳
槐　柳　桃枝各三钱　乱发如鸡子一团

　　上用香油二斤四两，煎黑去渣，入发煎，发化，仍去
渣，徐下黄丹，煎软硬得中，入芒硝、阿魏、苏合油、乳
香、没药各五钱，麝香三钱，调匀，即成膏矣。摊贴患
处，内服丸药黄丹须用真正者效。凡贴膏药，先用朴硝，
随患处铺半指厚，以纸盖，用热熨斗熨良久。如硝耗，再
加，熨之二时许，方贴膏药。若是肝积，加芦荟末同熨。

妇人癥瘕

　　癥者，有物可徵，有形可验者也。或湿痰，或食积，
或死血，非积聚无形之气所比。男妇小见，咸有此症，偶
因停滞日久不消，有形似块，病居肠胃，其脉沉滑，或滑
而有力。瘕者，假也，假物以成，非若癥之湿、痰、食积
为病也。此症独在妇女经行时不谨，及产后失调，或寒邪
客于胞门子户，或怒气郁于冲任脉络，瘕血成形，谓之血
瘕。多在小腹隐僻之处为痛，六脉沉弦涩数者是也。子和
先生云：遗尿闭癃，阴痿胕①痹，精滑白淫，皆男子之疝
也。若血涸月事不行，行后小腹有块，或时动移，前阴突
出，后阴痔核，皆女子之疝也。但女子不谓之疝，而谓
之瘕。

---

　　① 胕：原作"浮"，据《校注妇人良方·卷七·妇人疝瘕方论第八》
改

干漆散 治疝瘕胁肋疼痛。

干漆炒，令烟尽　木香　芫花醋炒　赤芍　桂心　当归　川芎　琥珀半两　大黄二两，炒　牛膝一两　麝香一钱　桃仁去皮尖，一两，另研

上为末，每服一钱，温酒调下。

丹溪定痛散 治寒疝疼痛，速效。

枳壳十五个　山栀炒　唐毬子　吴茱萸炒过　荔子核炮，等分

上末，用长流水调下一二钱，空心服。

化癥保和丸 脏腑营卫之气不和，致痰积、食积癥结于肠胃隐曲之地，窒碍流行之气，于心腹胁腋间为痛，饮食不甘，形神枯萎，此丸可俾常服，养正气以消癥积。

白术三两　神曲　半夏　萝蔔子　白芥子　黄连一两　三棱　蓬术　青皮　槟榔七钱　砂仁　木香　干漆灰　人参　瓦楞子灰五钱

醋调神曲糊为丸。早空心、午前淡姜汤吞服二三钱。

治瘕调理丸方 理气开郁，活血通经，气通则痛止，血活则瘕消，兼补兼消，允称平剂。

当归四两　川芎　香附二两五钱　延胡索　砂仁一两五钱　五灵脂　红花　木香　蕲艾一两

蜜丸，午前、午后空心米汤吞服三钱。

大硝石丸 治七癥八瘕，当用此药，去之不令人困。

硝石三两　大黄四两　人参一钱　甘草八分

上为末，苦酒一升，石器中，先入大黄煎膏，入余药，丸梧子大。每服三十丸，米饮下，三日一服，宜下赤物。

神化丹　专消血瘕痰癖，下伪胎，通经脉有形积滞，一切治之。

硇砂　干漆灰　血竭三钱　红娘子二十个　斑蝥三十个　乳香一钱半

共为细末，黑枣肉研匀，丸黄豆大。每服一丸，午前后空心米汤吞服。

腹中瘀血

妇人腹中瘀血者，由月经闭积，或产后余血未尽，或风寒滞瘀，久而不消，则小腹有块坚硬，不时疼痛，当审其元气虚实而治之。

附治验

《薛案》：一妇人耳下肿赤，寒热口苦，月经不调，小腹内一块。此肝火气滞而血凝也，用小柴胡加山栀、川芎、丹皮治之，诸症悉退。

一妇人久患腹痛，去瘀血方止，而复大痛，诸药不纳。予以脾胃之气虚寒，用参、术、炮姜，丸如黍，每用数粒，津咽下，后以二味浓煎，渐呷而愈。

桃仁丸　治瘀血不利，月水不调，发热作渴，心腹满急，或肚腹中作痛。

桃仁　大黄炒，二两　虻虫炒，去翅足　水蛭炒焦，四

十枚

　　上为末，蜜丸桐子大。每服五六丸，空心热酒下。

　　桃仁承气汤　治瘀血小腹急痛，大便不利，或谵语口干，漱水不咽，遍身黄色，小便自利，或血结胸中，手不敢近腹，或寒热昏迷，其人如狂。

　　桃仁半两　大黄炒，一两　甘草二钱　肉桂一钱

　　上姜水煎，发日五更服。

　　穿山甲散　治癥痞瘀血，心腹作痛。

　　穿山甲灰炒燥　鳖甲醋炙　赤芍　大黄炒　干漆炒令烟尽　桂心一两　川芎　芫花醋炒　当归尾半两　麝香一钱

　　上为末，每服一钱，酒调下。

积年血癥

　　妇人积年血癥，由寒温失节，脾胃虚弱，月经不通，相结盘牢，久则腹胁苦痛。罗谦甫先生云：养正积自除。东垣先生云：人以胃气为本。治法宜固元气为主，而佐以攻伐之剂，当以岁月求之。若欲速效，投以峻剂，反致有误。

　　三棱煎　治血癥血瘕，食积痰滞。

　　莪术醋浸，炒　三棱三两　青皮去白　半夏　麦芽炒，一两

　　上用好醋一钟，煮干焙为末，醋糊丸桐子大。每服三四十丸，淡醋汤下。痰积，姜汤下。

乌药散　治血气壅滞。

乌药　莪茂①醋浸，炒　桂心　当归　桃仁　青皮　木香等分

上为末，每服二钱，热酒调下。

血气心腹疼痛

妇人血气心腹疼痛，由脏腑虚弱，风邪乘之，真邪相搏，随气上下，故心腹作痛也。

附治验

《薛案》：一妇人每怒，心腹作痛，久而不愈。此肝火伤脾气也，用炒山栀一两，生姜五片，煎服而痛止，更以二陈加山栀、桔梗，乃不发。

一妇人怀抱郁结，不时心腹作痛，诸药不应，用归脾汤倍加炒山栀而愈。

陈湖陆小村母，久患心腹疼痛，每作必胸满呕吐，手足俱冷，面赤唇麻，咽干舌燥，寒热不时，月余竟夕不安，其脉洪大。众以痰火治之，屡止屡作。迨乙巳春，发频而甚，仍用前药反剧。此寒凉损真之故，内真寒而外假热也。且脉息洪弦而有怪状，乃脾气亏损，肝木乘之而然，当温补胃气。遂用补中益气汤加半夏、茯苓、吴茱萸、木香，一服熟寐彻晓，洪脉顿敛，怪脉顿除，诸症

---

①　莪茂：莪术。

卷六　杂症门
一五七

释然。

琥珀散　治气滞心腹撮痛，或月经不行，小腹疼痛。

乌药　莪茂醋浸，炒，二两　当归一两

上为末，每服二钱，温酒调下。

蠲痛散　治血气刺痛。

荔子核烧存性，半两　香附子一两

上为末，每服二钱，盐酒调下。

菖蒲丸　治血积心脾作疼。

九节菖蒲六两　吴茱萸炒　香附子四两

上为末，醋调神曲糊丸桐子大。每服四五十丸，淡姜
汤调下。

没药散　治血气不行，心腹作痛，或行注疼痛，或月
经不调，发热晡热，并宜用之。

红花　没药　当归　元胡索等分，炒

上为末，每服二钱，童便酒调下。

木香化滞汤　治脾胃虚弱，饮食停滞，腹胀作痛，或
心下痞满，不思饮食，若忧怒饮食而致者，尤宜用之。

木香　红花三钱　陈皮　当归稍①二钱　柴胡四钱　草
豆蔻　甘草炙，半两　半夏一两　枳实炒，二钱

上每服三五钱，姜水煎服。

---

① 稍：同"梢"。

两胁胀满

东垣先生云：胸胁作痛，口苦舌干，寒热往来，发呕发吐，四肢满闷，淋溲便难，腹中急痛，此肝木之妄行也。暴怒伤血，或久怒伤气，用补肝散、小柴胡、逍遥散之类。若概用香燥之剂，反伤清和之气，则血无所生，诸症作焉。丹溪先生云：右胁痛用推气散、小龙荟丸、当归龙荟丸、控涎丹、抑青丸、十枣汤，皆病气元气俱实之剂，用者审之。

附治验

《薛案》：一妇人性急，吐血发热，两胁胀痛，日晡益甚，此怒气伤肝，气血俱虚也。朝用逍遥散，倍加炒黑山栀、黄柏、贝母、桔梗、麦冬，夕以归脾汤送地黄丸而愈。

一孺妇内热晡热，肢体酸麻，不时吐痰，或用清气化痰药，喉间不利，白带腹胀；用行气散血药，胸膈不利，肢体时麻。此郁怒伤肝脾而药益甚也，予则朝用归脾汤，以解脾郁生脾气，夕用加味逍遥散，以清肝火生肝血，百余剂而愈。

左金丸 治肝火胸胁胀痛，或发寒热，或头目作痛，或大便不实，小便淋秘，或小腹疼痛，及一切肝火之症。

黄连炒，六两　吴茱萸一两，汤煮片时用

上为末，粥丸。白术陈皮汤下。

当归龙荟丸　治肝经实火，胸胁胀痛，或大便秘结，小便涩滞，凡属肝经实火皆宜用之。

当归　龙胆草炒焦　栀子仁炒　黄连炒　黄芩炒，一两

大黄炒　芦荟　青黛五钱　木香二钱半　麝香另研，五分

上为末，神曲糊丸桐子大。每服二十丸，姜汤下。

补肝散　治肝肾二经气血亏损，胁胀作痛，或胁胀头晕，寒热发热，或遍身作痛，经候不调。

山茱萸肉　当归　五味子炒，杵　山药　黄芪炒　川芎

木瓜半两　熟地　白术炒，一钱　独活　枣仁炒，四两

上为末，每服五钱，枣水煎服。

心腹胀满

妇人心腹胀满，由心脾虚损，邪气乘之。此足少阴肾经之脉，起于足小指，贯肾，络膀胱，入肝肺，出络于心，若邪搏三经，并结于脾，脾虚则心腹胀满矣。

附治验

《薛案》：一妇人胸膈不利，饮食少思，腹胀吞酸，或用疏利之药，反致中满不食。予以为脾土虚而肝木胜，用补中益气汤，加砂仁、香附、煨姜，又以六君子加芎、归、桔梗而愈。

吴江史元年母，久病之后，遇事拂意，忽胸腹胀满，面目微肿，两腿重滞，气上升，言语喘促，所服皆清气之剂，不效。予曰：此脾肺虚寒也。先用六君子汤一剂，病

势顿减，后用补中益气加茯苓、半夏、干姜二剂，形体顿安。后以七情失调，夜间腹胀，乃以十全大补加木香治之而痊。

白术散　治脾胃气滞，心腹胀满，不欲饮食。

白术炒　草果　诃子　茯苓　槟榔　桂心五分　陈皮　厚朴　人参一钱　甘草炒，三分

姜枣水煎服。

上方治胸膈气滞，饮食内停之良剂。若脾血虚痞，须用四物、参、术。脾气虚痞，须用四君、芎、归。

人参养胃汤　治脾气壅滞，胸膈不利，或饮食壅滞，胸腹胀闷，或兼外感风寒，头痛呕吐等症。

半夏　厚朴　橘皮八分　藿香叶　草果　茯苓　人参五分　甘草炙，三分　苍术一钱

上姜七片，乌梅一个，水煎服。

黄　疸

黄乃土色，系脾土湿热之气郁蒸而成，法如合酱，变为黄色。其病在腑，其黄在肌表，可以分利小水，透发汗液，使内外湿热之气表里疏通，即草药亦能获效。苟误用寒凉，内伤正气，致脏腑之精、津、血液，无不会而为黄，则营卫血气，无一不病。斯时也，表里不及分清，补泻先后罔措，遂至脾元大坏，气血两亏，未有不成中满而死者。及中满将成，复从臌治，速死之冤，莫甚于此。

愚按：此症有标本之分，阴阳之辨，外因内因之别。湿热为标，脾败为本。身黄而脉数者，为阳黄，身黄而色暗者，为阴黄。寒热之邪客于肌表，抑遏卫家生阳之气，郁蒸而成黄者，此外因也，宜表散其邪；多饮茶酒则伤湿，好食糟面则伤热，湿热之气合而为黄者，此内因也，宜清解其里。

治验

江篁南治汪兖渠之内，年十八，因以冷水洗澡，带湿卧簟，坐冷石，致腹痛甚腹痛为寒。医疑经滞，用破血行经之药，不效。更医用附子理中加桂，痛稍定，次日躁扰谵言，不知人。医以补中加寒凉药二三服，乃觉身热，面目发黄，头晕，小溲黄如金色湿。月事如常，但少耳，所苦午后发热，咽喉不清，常作声咳嗽。初秋江诊之，脉左上皆浮大而驶，而右尤躁疾，方以苍白术、茵陈、泽泻、茯苓、猪苓、柴胡、黄柏、栀子、姜皮等药，次日脉稍平，以陈皮、桔梗、元参，并前方出入增损，数服而愈。

云溪治主簿吴友梅之内，因劳役过度，渴饮凉茶，及食冷物，遂病头痛，肢节亦痛，身体沉重，胸满不食。自以为外感内伤，用通圣散二服，添身体困甚。医以羌活汤发其汗，病势转增，传变身目俱黄。诊其脉紧细，按之空虚。余曰：此寒湿相合，阴症发黄也。立方用附子、干姜、茯苓各二钱，草豆蔻、陈皮、泽泻各一钱，半夏钱半，白术、茵陈各三钱，生姜为使，三贴而愈。

黄疸疏表主方

茵陈三钱　干葛二钱　荆芥　淡豆豉钱半　防风　羌活　秦艽一钱　生姜三片　葱头一个

上水煎，不拘时热服。

黄疸清里主方

茵陈五钱　山楂三钱　神曲　陈皮钱半　红曲　枳实一钱　木通五分

上生大黄三钱，另用热酒浸透盖紧，俟煎药将好，先绞去大黄取浓汁，冲入热药尽服，以利为度，不利，如前再服。

茵陈蒿汤　治湿热发黄，脉沉实者。

茵陈　大黄酒浸　栀子

本方大黄易黄连，名茵陈三物汤，治同。本方去栀子、大黄，加附子、干姜治寒热阴黄。

愚按：凡人脾胃伤寒，劳役形体，饮食失节，中州变寒，病生黄，非外感而得。宜用理中汤、补中益气汤、大小建中汤足矣，不必用茵陈。

伐木丸

茅山苍术米泔水浸二宿，去皮毛，二斤　黄酒面曲四两，同苍术炒赤，造法载《本草》　皂矾醋拌，晒干入阳城罐火煅，一斤

上法制为末，醋糊丸梧子大。每服三四十丸，好酒、米饮下，日二三服。

王晋三曰：伐木丸出《张三丰仙传方》。三丰云：此

乃上清金蓬头祖师所传，治黄肿如土色，其效如神。皂矾味酸性凉，百草遇之不生，入秽得之化水，其消积滞、燥脾湿之功，非诸药所能及。再制以米醋，丸以醋糊，泻肝经之气，使脾胃无贼邪之患。苍术疏泄阳明之气，除湿以安太阴，为仙家服食之品。黄酒面曲，乃绿豆、杏仁、辣蓼所罨，其辛凉之气，能除陈腐，亦仙品也。

鼓　症

朱丹溪曰：脾具坤静之德，而有乾健之运，故能使心肺之阳降，肝肾之阴升，而成天地之泰，是为平人。今也，七情内伤，六淫外感，饮食失节，脾土之阴受伤，转输之官失职，故阳升阴降而成天地不交之否，清浊相混，隧道壅塞，郁而为热，热留为湿，湿热相生，遂成胀满，经曰鼓症是也。以其外虽坚满，中空无物，有似于鼓；以其胶固难治，又名曰蛊，若虫之侵蚀而有蛊之义焉。宜补其脾，又须养肺金以制水，使脾无贼邪之患，滋肾阴以制火，使肺得清化之令，却咸味，断妄想，未有不安。医者急于取效，病者苦于胀满，喜行利药，以求通快，不知宽得一日半日，其胀愈甚，而病邪深矣，元气伤矣。

《活人录》云：此症元气虚寒，脉必沉微细弱，血虚兼涩，虚热微数，沉弦则肝脾不和，脉多和缓为有胃，有胃者生，空弦搏急者死。胀则暮急朝宽，神安有睡，谷气不绝，二便调，呼吸匀。内虽胀满，而皮软肤皱者易治；

神昏气喘，下肿上急，二便不调，四肢相代，肉硬腰直，筋露脐突，性躁善怒者难治。

治验

丹溪治一女子，禀厚，患胸腹胀满，自用下药利十数行，胀满如故，脉皆大，按则散而无力。朱曰：此表证反攻里，当死，赖质厚，时又在室，可救，但寿损矣。以四物加参、术、带白陈皮、炙草煎服，至半月尚未退。自用萝卜种煎浴二度，又虚其表，稍增事急矣。前方去白芍、地黄，加黄芪倍白术，大剂煎服之，又以参、术为丸吞之。十日后如初病时，又食难化而自利，以参术为君，稍加陈皮为佐，肉豆蔻、诃子为臣，山楂为使，粥丸吞之，四五十贴而安。

项彦章治一女，腹痛胀如鼓，四体骨立，众医或以为娠、为蛊、为瘵也。诊其脉曰：此气薄血室。其父曰：服芎归辈积岁月，非血药乎？曰：失于顺气也。夫气道也，血水也，气一息不运，则血一息不行。经曰：气血同出而异名，故治血必先行气，俾经隧得通，而后血可行。乃以苏合香丸投之，三日而腰作痛。曰：血欲行矣，急治芒硝、大黄峻逐之，下污血累累如瓜者，可数十枚而愈。其六脉弦滑而且数，弦为气结，滑为血聚，实邪也，故气行而大下之。又一女病名同而诊异，项曰：此不治，法当数月死，向者钟女脉滑为实邪，今脉虚，元气夺矣。一女病亦同，而六脉独弦，项曰：真脏脉见，逾月必死，后如之。

江篁南治一富妇，因夫久外不归，胸膈作胀，饮食难化，腹大如娠，青筋露，年五十四，天癸未绝，大便常去红，六脉俱沉小而驶，两寸无力。用二术、参、苓、陈皮、山楂、薏苡、厚朴、木香，煎服七次，腹觉宽舒，继以补中除湿、开郁利水出入调理，两越月而痊。

沉香分消丸

大枳壳_{四两分四分} 苍术 萝卜子 大茴香 干漆炭_{一两}，上四味各炒枳壳一分，以黄脆为度用 香附_{二两} 槟榔 延胡索_{一两} 三棱_{二两} 蓬术_{一两}，上二味用童便加黑豆三十粒，浸一昼夜，同煮，干炒至黄脆，去豆用

上枳壳及香附等六味为细末，即以苍、卜、茴、漆四味熬浓汁，入少醋调神曲末，为糊丸绿豆大。每服二钱，早空心米饮汤吞服。

一方用大虾蟆一个，竹刀劈开肚皮，入大砂仁五十个，用线缝好，黄土泥裹，入火煅赤，将虾蟆研末，姜皮汤下。

鸡屎醴散

大黄 桃仁 鸡屎醴_{一钱}

上末，每服一钱，水一盏，生姜三片，煎汤调下，食后临卧服。

王晋三曰：醴，甜酒也。少曲多米，酿之一宿而成，仅有酒香者佳。腊月干鸡屎白半斤，袋盛，以甜酒一斗，渍七日，

滤清，取酒用。水气鼓胀，用鸡屎白者，鸡无前阴，溺屎同窍，佐以桃仁、大黄，微利水湿，从大便而出。清酒为熟谷之气，远于皮毛，行于脉络，下通水道，鸡屎与醴同行，复能使水湿从小便而出，二便通利，腹胀渐消矣。故曰一剂知，二剂已。

痿症

痿症有五，详于《内经》，但未有治法。其因起于脏腑之精气有亏，非五脏六腑一时同病，精神气血，无一不虚之可比，此则专责于阳明燥金为害。盖金燥则水源枯涸，而三焦之火附合为病。以其亏损未甚，只于血弱精离，神驰气荡，血热火亢，消中眩晕，怔忡①无寐，遍体虚软，不能转侧，四肢懈惰，不获兴居。由五脏六腑之神情意志而现，五脏六腑之症，名亦随之而定也。其治法不同于虚痨者，以其不咳嗽，不吐血，不发寒热之为异耳。

治验

滑伯仁治一妇，始病疟，当夏月医以脾寒胃弱，久服桂附等药久服则偏胜，后疟难退，而积火燔炽，致消谷善饥，日数十饭犹不足，终日端坐如平人，第目昏不能视，足弱不能履，腰胯困软，肌肉虚肥。至初冬，伯仁诊之，脉洪大而虚濡。曰：此痿症也，长夏过服热药所致。盖夏

---

① 怔：原作"冲"，据文义改。

令湿当权，刚剂太过，火湿俱甚，肺热叶焦，故两足痿易而不为用也。遂用东垣长夏湿热成痿之法治之，日食益减，目见能视，至冬末，忽下榻行步如故。

江篁南治一妇，年近四十，寡居数年，因劳役倦怠，忽项强难转，既而手不能运上头，渐次足痛，莫能移步，不嗜食，呕恶，微咳稠痰，肌体清癯，经分不甚愆期。屡医经年不效。春初，江诊之，右脉浮濡，损小而数，或三五不调，左稍大而涩，按之无力。曰：此痿症也。经云诸痿起于肺热，又谓治痿独取阳明。盖肺主气，病则其气膹郁，至于手足痿弱不能收持，由肺金本燥，燥则血液衰少，不能营养百骸故也。阳明者胃也，胃主四肢，又五脏六腑之海也，主润宗筋，能束骨而利机关也。阳明虚则宗筋弛纵，故手足痿而不用也。痿兼湿重者，则筋缓而痿软；兼热多者，则筋急而作痛状，与柔风脚气相类。柔风脚气，皆外所因，痿则内藏不足之所致也。此妇聪慧勤劳，孀居多忧，血液虚耗，故致此疾耳。丹溪云：断不可作风治，此正合东垣清燥汤症，但脉体甚虚，多为杂治所误。乃以芪、参、归、术、茯苓、生地、麦冬、香附、黄柏、知母、甘草煎服，二十日稍愈，间服清燥汤，两月而安。

清燥汤

黄芪钱半　苍术一钱　白术　陈皮　泽泻五分　人参
茯苓　升麻一分　当归　生地　麦冬　炙草　神曲　黄柏

猪苓二分　柴胡　黄连一分　五味子五粒

每服五钱。

汪讱菴曰：肺属辛金而主气，大肠属庚金而主津，燥金受湿热之邪则寒，水膀胱生化之源绝，源绝则肾水亏金不能生水而痿躄诸症作矣。金者水之本也，气者水之源也。黄芪益元气而实皮毛，故为君；二术、参、苓、甘橘、神曲，健脾燥湿，理气化滞，所以运动其土，土者金之母也；麦、味保肺以生津；当归、生地滋阴而养血；黄柏、黄连燥湿而清热黄柏合苍术名二妙散，治痿症；升麻、柴胡所以升清；猪苓、泽泻所以降浊，使湿热从小便出，则燥金肃清，水出高原，而诸症平矣。

虎潜丸　治精血不足，筋骨痿弱，足不任地。

黄柏盐酒炒　知母盐酒炒　熟地三钱　虎胫骨酥炙，一两龟板酥炙，四两　锁阳酒润　当归两半　牛膝　白芍酒炒　陈皮二两

上羯羊肉酒煮烂捣丸，盐汤下。冬加干姜一两。丹溪加干姜、白术、茯苓、甘草、五味、菟丝、紫河车名补益丸，治痿。

治痿奇方　川草乌温以行湿白大者去皮脐，木鳖攻毒去壳，白胶香行湿，五灵脂行瘀各三两半，斑蝥攻毒一个，去头翅足，醋微收煮为末，用黑豆凉血去皮，生杵，取粉一斤此方治软风瘫佳，醋糊，共溲为丸如鸡头大。每服一丸，温酒磨下，不十日，立效。

卷七　杂症门

小便淋沥不通

经云：三焦者，决渎之官，水道出焉；膀胱者，州都之官，津液藏焉。妇人淋沥，由肾虚而膀胱热也。盖膀胱与肾相表里，主于水，行于脬者，为小便也。若肾虚则小便频数，膀胱热则小便淋沥，甚则不通，腹胀喘急。大抵不渴而不利者，热在下焦血分也，用滋肾丸。渴而不利者，热在气分也，用清肺饮。尺脉数而无力者，阴火盛而阳不能化也，用六味丸、滋肾丸为主。尺脉浮而无力者，阳气虚而阴不能生也，用加减八味丸、滋肾丸为主。

附治验

丹溪治一妇人，小便不通，医用利药，益甚，脉右寸颇弦滑，此积痰在肺。肺为上焦，膀胱为下焦，上焦闭则下焦塞，如滴水之器，必在上窍通而后下窍之水通焉。以药大吐之，病如失。

滑伯仁治一妇，艰于小溲，中满喘渴，或投以瞿麦、栀、芩诸滑利药，而秘益甚，诊其脉，而三部皆弦而涩。曰：经云膀胱者，州都之官，津液藏焉，气化则能出矣，所谓水出高源者也。膻中之气不化，则水液不行，病因于气，徒行水无益也。法当治上焦，乃用朱雀汤，倍以枳、桔，煎用长流水，一饮而溲，再饮气平，数服病已。

一妇年六十余，病小溲闭，若淋状，小腹胀，口吻渴，诊其脉，沉且涩。曰：此病在下焦血分，阴火盛而水不足。法当治血，血与水同，血有形而气无形，有形之疾当以有形法治之，即以东垣滋肾丸服之而瘥。

吴茭山治一妇，患淋沥，数而疼痛，身烦燥，或以热淋治之，用八正散、莲子饮，服之愈剧。吴诊脉，沉数无力沉数为热在血，无力为虚在气，总是虚热，不得用八正散，知气与火转郁于小肠故也，遂用木通、麦稿节、车前子、淡竹叶、麦冬、灯心、甘草稍、大腹皮之类，服之而安。盖小肠乃多气少血之经，今病脉系气郁，反用大黄、栀、芩①味厚苦寒之药，故寒极伤气，病转加矣。殊不知血中有热者，乃有形之热，为实热也，气中有热，乃无形之热，为虚热也同一热也，而分在气在血，血中之热为实，气中之热为虚，大有至理，可悟建中老人治痘之法。凡气中有热者，当行清凉薄剂，无不奏效，更分气血多少之经，须辨温凉厚薄之味，审察病机，斯无失也。

郑县尉耿梦得妻，苦砂石淋十三年，每溺时，器中剥剥有声，痛楚不堪。一医命采苦杖根，俗呼为杜牛膝者，净洗碎之，凡一合用水五盏煎，耗其四而留其一，去滓，以射乳香末少许，研调服之，一夕瘥。

---

① 芩：原作"苓"，据文义改。

石韦汤 治小便实热，气滞淋沥。

石韦　黄芩炒　木通　榆白皮　葵子　瞿麦　甘草
五分

上姜水煎。

鸡苏散 治血热淋沥。

鸡苏叶　木通二两　生地黄　滑石三两　刺蓟根一两

上每服五钱，淡竹叶三七斤水煎。

桃仁煎 治血瘕，小便如淋，脐腹胀痛。

桃仁　大黄炒　虻虫炒黑，半两　朴硝一两

上末以醇醋一钟，石器中煮三分，下前三味，不住手
搅，煎至可丸，下朴硝，丸桐子大。不吃晚食，五更初温
酒下五丸，日午下秽物，如未见，再服，仍以调气血药
补之。

火府丹 治心经积热，小便涩及五淋。

生地二两，杵膏　木通　黄芩炒，一两

上加蜜，丸桐子大。每服三十丸，木通煎汤下。

许学士云：一卒病渴，日饮水斗许，不食者三月，心
中烦闷。时已十月余。谓心经有伏热，与火府丹数服。越
二日来谢，云：即日三服渴止，又三服饮食如故。此本治
淋，用以治渴，可谓通变也。

滋肾丸 治热在血分，不渴而小便不利；或肾虚足
热，腿膝无力不能履地；又下焦阴虚，小便不利，肚腹肿
胀；或皮肤胀裂，眼睛突出。此神剂也。

知母酒炒　黄柏酒炒，二两　肉桂二钱

上各另为末，水丸桐子大。每服二百丸，空心百滚汤下。

黄芩清肺饮　治肺热小便不利，宜用此清之。

黄芩炒　山栀炒，一钱

上水煎服，不利，加盐豉二十粒。

五淋散　治膀胱有热，水道不通，淋沥不出，或尿如豆汁，或成砂石，或如膏汁，或热怫便血。

赤芍　山栀一钱　赤茯苓一钱五分　当归　甘草一钱二分

上入灯心，水煎。

琥珀散　治气淋、血淋、膏淋、砂淋。

滑石二钱　琥珀　木通　萹蓄　木香　当归　郁金炒，各一钱

上为末服。汪切庵曰：滑石，滑可去实、利窍、行水，萹蓄苦能下降、利便、通淋，琥珀能降肺气，通于膀胱，木通能泻心火，入于小肠，血淋由于血乱，当归能引血归经，气淋由于气滞，木香能升降诸气，诸淋由心肝火成，郁金能凉心、散肝、下气而破血也。

朱雀汤

雄雀肉一只　赤小豆一合　人参　赤茯苓　大枣肉　紫石英　小麦一两　紫菀　远志　丹参五钱　甘草三钱

上和匀，为粗末。每服三钱，水煎，食远温服。

脬转小便不利

妇人脬转，或内热传抟于胞，或忍小便，气逆于内，以致小腹急痛，不能小便，甚者至死。此症不问男女，孕妇转筋，小便不利，命在反掌，非八味丸不能救。余参前后论主治。

附治验

《薛案》：一妇小便淋涩，小腹胀闷，胸满喘急，诸药不效。余视为转筋之症，用八味丸一服，小便如涌而安。

一妇因郁怒，小便滴沥，渐至小腹肿胀，痰咳喘促。即用八味丸料煎服，小便遂利而瘥。

一妇素善怒，小便淋沥，月经不调半年矣。或两胁胀闷，或小腹作痛，或寒热往来，或胸乳作痛，或咽喉噎塞，或两脚筋挛，或肢节结核，面色青黄不泽，形气日瘦，左关弦洪，右关弦数。此郁怒伤肝脾，血虚气滞为患。朝用加味归脾以补脾气，解脾郁，祛肝火；夕用滋肾丸、生肝散，滋肾水以生肝血，抑肝火，舒筋膜。兼服月余而瘥。

滋肾生肝饮 山药 山茱萸肉一钱 熟地黄二钱 泽泻 茯苓 牡丹皮七分 五味子杵，炒，五分 柴胡 白术 当归 甘草三分

上水煎。

葱白汤 治气滞小便不通，腹胀欲死。

橘皮三两　葵子一两　葱白一茎

上水煎，分三服。

滑石散　治脬转小便数日不通。

滑石一两　寒水石二两　葵子一合

上为末，以水一斗，煮至五升，时服一升，即利。

又方

乱发烧灰　葵子　车前子各等分

上为末，每服二钱，酒调下。

又方　治强忍小便，至脬转尿不利，困笃欲死。

滑石二两　乱发灰一两

上为末，每服三钱，桃白皮一斤，细切熟杵，入水三盏，绞取汁，调服。

《千金翼》用杏仁二十粒，去皮尖，麸炒黄，嚼细，水送下，立通。

一方，皂角为末，吹鼻内取嚏。

小　便　数

小便乃肾与膀胱主之，盖肾气通于阴，若二经虚而热乘之，则小便涩滞，虚则频数也。

附治验

《薛案》：一妇人，患前症，小便频数，日晡热甚。此肝脾血虚，气滞而兼湿热也。用加味逍遥散加车前子而愈。

一妇人患前症，发热烦躁，面目赤色，脉洪大而虚。此血虚发躁，用当归补血汤数剂而痊。

一妇久患前症，泥属于火，杂用寒凉止血之剂，虚症悉具。余曰：此脾胃亏损而诸经病也，当补中气为主。遂以六君、补中二汤，兼服两月而愈。

桑螵蛸散　治肾气虚寒，小便数少，或时频数，或夜尤数。

桑螵蛸三十枚，炒　鹿茸炙　牡蛎煅　甘草炒　黄芪炒

上末，每服二三钱，食前空心用姜汤调下，日二服。

缩泉丸　治脬气虚寒，小便频数，或遗尿不止，小儿尤效。

乌药　益智仁等分

上为末，酒煎山药末为糊丸桐子大。每服七十丸，盐酒或米饮下。

鹿茸散　治肾气虚寒，便溺数甚，或夜间频数遗溺。

鹿茸炙　乌贼鱼骨　桑寄生　当归　龙骨煅，二两　白芍药炒　附子炮，二钱　桑螵蛸炙，五钱

上为末，每服二钱，食前温酒调下，作丸服亦可。凡用附子，重一两三四钱，底平顶圆，周围有瓣者方是。

遗尿失禁

经云：膀胱不利为癃，不约为遗溺。乃心肾之气失其常度也，故有便道涩而遗者，有失禁而不知自遗者，亦有

生产伤膀胱，不时而遗者，有胕寒脏冷遗而不知者，或肝肾虚热，挺孔痿痹，或阳气虚惫，膀胱积冷，或脾气虚弱，不能禁止，治宜审察。

附治验

《薛案》：一妇人小便自遗，或时不利，日晡益甚。此肝热，阴挺不能约制，用六味丸料加白术、酒炒黑黄柏七分、知母五分，数剂诸症悉愈。若误用分利之剂，愈损真阴，必致不起。

一老妇患前症，恶寒体倦，四肢逆冷。余以为阳气虚寒，用补中益气加附子三剂，不应。遂用参附汤四剂，稍应，仍以前药而安。附子计用四枚，人参三斤许。

一妇病愈后，小便出屎。此阴阳失于传送，名大小肠交也。先用五苓散二剂而愈，又用补中益气汤而安。

鹿茸丸　治阳气虚寒，小便白浊，滑数不禁，或脐腹阴冷，大便不实。

鹿茸炙　椒红　桂心　附子炮　牡蛎煅　补骨脂炒　石斛　肉苁蓉酒浸　沉香　鸡肶胵炙，一两　桑螵蛸炙，三钱

上为末，酒糊丸桐子大。每服三十丸，空心温酒下。

秘元丹　治阳气虚，小便不禁，或夜多小便频数。

诃子十个，去核　白龙骨煅，一两　缩砂去皮，一两

上末，糯粥丸桐子大。每服五十丸，空心盐酒下。

又方　鹿角，镑，炒为末，每服三五钱，空心热酒调下。

又方 鸡肶胵炙为末，每服二三钱，空心酒调下，日二三服。

又方 桑螵蛸酒炒为末，每服二钱，空心姜汤调下。

小便出血

心主于血，通行经络，循环脏腑。若得寒则凝涩，得热则妄行，失其常道，则溢渗于脬，则小便出血也。

附治验

《薛案》：一妇人尿血，因怒寒热，或头疼，或胁胀。此肝血虚而肝火盛，用加味逍遥散而血胀止，补中益气加蔓荆子而头痛痊。后郁怒腹痛尿血，仍用前散，加龙胆草并归脾汤治之将愈。又因饮食所伤，复作心忡不宁，彻夜不寐，仍用前汤而痊。

一妇人尿血，面黄体倦，饮食不甘，晡热作渴。此脾胃气虚不能摄血归经，用补中益气以补胃气，用归脾汤以解郁结，更用加味逍遥散以调养肝血而痊。

一妇人小便出血，服四物、蒲黄之类，更加发热吐痰，加芩、连之类，又饮食少思，虚症蜂起，肝脉弦而数，脾脉弦而缓。此因肝经风热为沉阴之剂，脾伤不能统摄其血，发生诸脏而然也。余用补中益气汤、六味地黄丸而痊。

鹿茸散 治劳损尿血，发热内热，或寒热往来，口干作渴。

鹿茸炙　当归　熟地黄　葵子炒　蒲黄炒　续断酒炒，等分

上为末，每服二钱，酒调日三服。

发灰散　治起居所伤，小便尿血，或忍尿胞转，脐下急痛，小便不通。又治肺疽心衄，内崩吐血，舌上出血，用乱发烧灰《本草》云：能疗瘀血，通关隔，利水道；破癥瘕痈肿，狐疝刺痛，挂，杂疮，疗胞转，通大小便，止咳嗽、鼻衄。

上每服二钱，以米醋汤调服。

生地黄散　治血热小便出血。

生地黄二钱　黄芩炒，五钱　阿胶炒　柏叶炒，一钱

上水煎。

当归散　治血分有热，小便出血，或时尿血。

当归　羚羊角镑　赤芍半钱　生地黄　刺蓟叶一钱

上水煎。

又方　治血分有热，用生地黄杵取汁，每用一小盏，日三服。

又方　治血分有热，小便尿血，用炒蒲黄末，每服二钱，温酒调下，滚汤亦下。

又方　肾虚，鹿角胶二两，炙黄为末，作二服，长流水调。

大便不通

夫大便不通者，由脏腑不调，寒热之气结于肠胃，或

经水过多，内亡津液，或大肠津血干涸，或血虚火烁，不可计其日期。饮食数多，必待腹满胀，自欲去而不能者，乃用猪胆汁润之，或四物润肠丸、七宣丸、麻仁丸皆可选用。若妄服苦寒辛散之剂，元气愈伤，或通而不止，或成中痞之症。若老弱风人，津液短少，大便秘涩，宜用胡麻、杏仁、阿胶、麻仁、皂角之类，每见用駃[①]利之药，大便虽利，精血反伤，不可不审。

附治验

王克明治胡秉妻，便秘腹胀，号呼逾旬。克明视之，时秉家方会食。王曰：吾愈之，使预会可乎？以半硫丸碾生姜调乳香下之，俄起对食如常。冷秘用温法

虞恒德治一妇，年五十余，身材瘦小，得大便燥结不通，饮食少进，小腹作痛。虞诊之，六脉皆沉伏而结涩，作血虚治，用四物汤加桃仁、麻仁、煨大黄等药，数服不通，反加满闷。与东垣枳实导滞丸，及备急大黄丸等药，下咽片时即吐出，盖胃气虚而不能久留性速之药耳。遂以备急大黄丸，外以黄蜡包之，又以细针穿一窍，令服三丸。盖以蜡匮者，制其不犯胃气，故得出幽门达大小肠也。明日下燥屎一升许，继以四物汤加减作汤，使吞润肠丸，如此调理，月余得大便如常，饮食进而安。

薛立斋治一妇，痰喘内热，大便不通，两月不寐，脉

---

① 駃（kuài）：同"快"。疾速、迅速。

洪大，重按微细。此属肝肺肾亏损，朝用六味丸，夕用逍遥散，各三十余剂，计所进饮食百余碗，腹始痞闷，所谓血虚火烁也。以猪胆汁导而通之，用十全大补汤调理而安。

江上山治一妇，因改醮乘轿劳倦，加以忧惧，成婚之际遂病小腹胀痛，大小便秘结不通，或以硝黄三下之，随通随闭，病增胸膈胃脘胀，病自汗食少。汪诊之，脉皆濡细近驶，心脉颇大，右脉觉弱。汪曰：此劳倦忧惧伤脾也。盖脾失健运之职，故气滞不行以致秘结。今用硝黄但利血而不能利气，遂用人参二钱，归身钱半，陈皮、枳壳、黄芩各七分，煎服而愈。

通神散　治大便实热不通，其证心腹胀痛，手不得近，心胸烦闷，而欲饮食者。

大黄炒　芒硝　槟榔　桃仁杵　郁李仁汤浸，去皮，微炒，各一两

上为末，每服二钱，粥饮调。

大麻仁丸　治肠胃风结，大便常秘，而欲饮食者。

大麻仁别研如膏　大黄炒，二两　槟榔　木香　枳壳麸炒，一两

上为末，入麻仁，炼蜜丸桐子大。每服二十丸，温水下。

皂角丸　治大肠经有风，大便秘结而不坚实者。

皂角炙，去子　枳壳麸炒，等分

上末，炼蜜丸桐子大。每服七十丸，空心米饮下。

苏麻粥　顺气滑肠，用紫苏子、麻子仁，水研取汁，煮粥食之。

润肠丸　治伏火风热，大肠干燥，若因失血，或因肾虚，当滋肾水，最忌此丸。

麻子仁　桃仁去皮尖，另研，一两　羌活　当归尾　大黄煨　皂角仁　秦艽五钱

上另研为末，炼蜜丸，每服五十丸，空心白汤送下。如直肠干涩，用猪胆汁导之，亦忌前药。

搜风顺气丸　治痔漏肠风，风热闭结，元气充实者。

车前子一两五钱　大麻子微炒　大黄五钱，半生半熟　牛膝酒浸　郁李仁汤泡　菟丝子酒浸，蒸，杵，晒为末　枳壳麸炒　山药二钱

上末，炼蜜丸桐子大。每服三十丸，空心白汤送下。

子和脾约丸

麻仁一两二钱半　枳壳麸炒　厚朴姜制　芍药一两　大黄四两，蒸　杏仁去皮尖，炒，一两二钱

上为末，入杏仁膏，炼蜜丸梧子大。每服三十丸，空心滚汤下。内杏仁研烂。

治风入大便或秘

皂荚子三百粒，破作两片，慢火炒燥，入酥枣大，又炒燥，又入酥，至焦黑为度

上末，蜜丸桐子大。每服三十丸，煎蒺藜、酸枣仁汤

空心下。良久未利，再服。渐加至百丸以通为度。

大五柔丸　治脏气不调，大便难利，或为秘结坚硬。

枳壳麸炒　大黄饭上蒸，焙末　白芍末　葶苈炒末　牛脂熬油　肉苁蓉酒浸，焙，一两　桃仁去皮尖，百枚，研　杏仁四十枚，去皮尖，麸炒黄，别杵

上和匀，炼蜜丸桐子。大米饮下三十丸，日三服，以和为度。

二仁丸　治风秘甚效。

杏仁去皮尖，麸炒黄　麻仁别研　枳壳去瓤，麸炒，为末　诃子炒，去核，为末

上用炼蜜丸梧子大。每服二三十丸，温水下。未利增之。

蜜导法　用好蜜四五两，石器中微火熬，不住手搅，候可丸，以蛤粉涂手，捏如指长，三寸许，入大孔内，以手掩良久即通，未通再作。文潞公泄利，求速效，用石脂、龙骨等药，便秘累日甚苦。余告曰：此燥粪在直肠，药所不及，请以蜜导之。下结粪四五十枚而愈。

通气散　治虚人忧怒，以致伤肺与大肠不能传送。

陈皮　苏叶　枳壳　木通一钱

上水煎服。

泄　泻

泄泻之症，因肠胃虚冷而邪气乘之。经云：春伤于

风，夏必飧泄。盖风伤肝，肝木旺而克脾土，属外因也。若七情不平，脏气受伤，属内因也。若饮食生冷伤脾，属不内外因也。大法寒者温之，热者凉之，滑者涩之，湿者燥之。若因生冷所伤，用六君、木香、砂仁。面食所伤，用六君、神曲。饮食过多而伤，用六君子汤。脾气虚弱者，六君、升麻、柴胡。中气虚而下陷者，补中益气汤。脾肾虚者，四神丸。命门火衰者，八味丸。真阳虚败者，固真丸。

附治验

《薛案》：侍御沈东江之内，停食腹痛作泻，以六君加木香、炮姜而愈。后复作，传为肾泄，用四神丸而安。

一妇年逾五十，不食夜饭，五更作泻，二十年矣。后患痢，午前用香连丸，午后用二神丸，各二服而痢止。又以二神丸数服，而食夜饭，不月而形体如故。

一妇素有血疾，殆将二纪，平居泄泻，饮食少思，面黄中满，夏月尤甚，治血之药，无虑数百服，未尝少减。余以为脾肾虚损，用补中益气汤送二神丸，复用十全大补汤煎送前丸，食进便实，病势顿退。若泥中满忌参、术，痰痞忌熟地，便泄忌当归，皆致误事。

桂香丸 治虚寒滑泄腹痛，或呕吐不食，手足逆冷。

附子炮 肉豆蔻 丁香 桂心 白茯苓一两 木香炮 白干姜炮，一两半

上末，米糊丸桐子大。每服五十丸，空心米饮下。

木香散　治脏腑虚寒，下泄米谷，口舌生疮，或呕吐不食。

木香煨　破故纸炒，两　良姜　缩砂　厚朴制，三钱

赤芍药炒　橘红　桂心　白术半两　吴茱萸泡　胡椒一钱

肉豆蔻煨　槟榔一个

上末，每服三钱，用猪肝四两，批薄，以药掺拌，量入水、醋、盐、葱、姜，煮干，空心顿食，或丸桐子大。每服百丸，粥饮下，日三服。

二神丸加五味二两，吴茱萸四两，名四神丸　治脾肾虚弱，侵晨五更作泻，或全不思食，或食不化，大便不实，神效。

破故纸四两，炒　肉豆蔻二两，生用

上末，用大红枣四十九枚，生姜四两切碎，同枣用水煮熟，去姜取枣肉，和药丸梧子大。每服五十丸，空心盐汤下。

五味子散　治肾经虚弱，大便不实，或夜间或五更泄泻。

五味子炒，二两　吴茱萸半两

上为末，每服二钱，空心米饮调下。

白术芍药汤　治脾经受湿，水泄注下，体重腹满，形体倦怠，不欲饮食。或暴泄无数，水谷不化。

白术炒　白芍炒，二钱　甘草炒，一钱

上水煎。

茯苓汤　治湿热泄泻，或饮食伤泻。

白术炒　茯苓五钱

上用水煎，食前服。一方有白芍等分，名白术散。

渗湿汤　治寒湿所伤，身重腰冷，如坐水中。或小便秘涩，大便溏泄。此症多因坐卧湿地，或阴雨所袭而致。

苍术　白术炒　甘草炒，一两　干姜炮　茯苓二两　陈皮一两　丁香二钱半

上每服四五钱，枣水煎。

防风芍药汤　治飧泄身热，脉弦腹痛及头痛。

防风　白芍炒　黄芩炒，二钱

上水煎。

痢疾滞下

痢有新久、脏腑、虚实之分，其先必有外感、内伤、寒热之因，由心肺受邪，传入大小肠，湿热积久，郁滞为病也。其色之不同，由湿热之毒，干于气分则白，血分则红。又寒积多白，热积多红。倘不分虚实，误伤元气，而传入五脏者死。主治之法，必辨明外感内伤，审确元气虚实，量其肠胃厚薄，问其胃气有无。在表先须发汗，在里早当消导，继以荡涤，必使表里分清，肠胃清脱，只以谷气稍稍养胃，毋以荤腥、生冷滑肠，自获速效。由外感者，利于汤剂，内伤者，宜于丸丹。如此分治，十无一损。

附治验

滑伯仁治一妇，盛暑患洞泄，厥逆恶寒，胃脘当心而痛，自腹引胁，转为滞下，呕秽不食，人以中暑霍乱疗之，益剧。撄宁生论其脉，三部俱微、短、沉、弱，不应呼吸。曰：此阴寒极矣，不亟温之则无生理。《内经》虽曰用热远热，又曰有假其气则无禁也。于是以姜、附温剂，三四进，间以丹药，脉稍有力，厥逆渐退。更服姜、附七日，诸症悉去。遂以丸药去其滞下，而脏腑自安矣。

一妇病滞下，昼夜五十余起，后重下迫，且妊九月，众医率为清暑散滞，痛苦尤甚。滑诊之曰：须下去滞。众以妊难之。滑曰：经云：有故无损，亦无损也。动则正产，乃以消滞导气丸进之，得顺利，再进滞去，继以清暑利溲苦坚之剂病痊，而孕果不动，足月乃产。

汪石山治一妇年逾五十，病痢半年，医用四物凉血之剂及香连丸，愈增。胃脘腹中痛甚，里急后重，下痢频并嗳气，亦或咳嗽，遍身烦热。汪诊之，脉皆细弱而数。曰：此肠胃下久而虚也。医用寒凉，愈助降下之，令病何由安。经云：下者举之，虚者补之。以参、术为君，茯苓、白芍为臣，陈皮、升麻为佐，甘草为使，研末_{研末妙}，_{胃虚非煎剂所宜}，每服二钱，清米饮调下，一日二次，或三次乃安。

吴茭山治一妇，长夏患痢，痛而急迫，其下黄黑色，诸医以需苓汤倍用枳壳、黄连，其患愈剧。吴诊其脉，两尺紧_{诸紧为寒}而涩涩_{为血少}，知寒伤荣也。问其病由，乃行经之时，因渴饮冷水一碗，遂得此症。盖血被冷水所凝，瘀血归于大肠，热气所以坠下，故用桃仁承气汤，内加马鞭草、元胡索一服，次早下黑血升许，痛止脏清，次用调脾活血之剂，其患遂痊。此盖经凝作痢，不可不察也。

《薛案》：治一妇人，五月患痢，日夜无度_虚，小腹坠痛，发热恶寒。用六君子汤送香连丸，二服渐愈。仍以前汤送四神丸，四服全愈。至七月中，怠惰嗜卧，四肢不收，体重节痛，口舌干燥，饮食无味，大便不实，小便频数，洒淅恶寒，凄惨不乐，此脾肺之虚而阳气寒不伸也，用升阳益胃汤而痊。

治痢奇方

痢为险恶之症，生死所关，不惟时医治之失宜，而古今治法多不得其道，是以不能速收全效。今立方何以为奇？不泥成法故奇也。立论何以为妙？不胶成说故妙也。然其药品又不外乎常用而已，有识者，切不可更张，勿为庸医所误，遵而用之，百试百效者也。

初起煎方

川黄连_{去芦}　条黄芩　白芍　山楂肉_{一钱二分}　枳壳去瓤　厚朴_{去皮，姜制}　槟榔　青皮_{去瓤，八分}　当归　甘草　地榆_{五分}　红花_{酒炒，三分}　南木香_{二分}　桃仁_{去皮尖，一钱，研如粉}

上咀片如法炮制，用水二碗，煎一碗，空心服。渣再煎，或红或白，里急后重，身热腹痛者俱可服。如单白者，去地榆、桃仁，加橘红四分、木香三分。如滞涩甚加大黄二钱，用酒拌炒，服一二剂，仍除之。若用一剂滞涩已去，不必又用二剂矣。用大黄于年幼之人，不可拘用二钱也。

上方用之三五日，神效。用之于旬日亦效。惟十日、半月外则当加减矣，别详于下。

加减煎方

木香二分　黄连酒炒六分，生用四分　黄芩酒炒六分，生用四分　白芍酒炒六分，生用四分　山楂肉一钱　橘红　青皮　槟榔　地榆四分　当归五分　甘草炙三分，生三分　桃仁粉六分　红花三分

上水二碗，煎一碗，空心服。如迂至月余，觉脾胃弱而虚滑者，法当补理，具法如下。

补理煎方

黄连酒炒　条黄芩酒炒　橘红六分　白芍酒炒，四分　人参五分　当归　白术　炙草五分

上水煎，空心服。以上三方，如妇人有胎，去桃仁、槟榔、红花。

上三方随用辄效。其有不效者，必初时投参、术等补剂，太早补，塞邪气在内，久而正气已虚，邪气益盛，缠绵不已。欲补而涩之，则助邪，欲清而疏之，则愈滑，遂致不救。虽有奇方，无如之何，则初投温补杀之也。

秘传截痢方　此方专治水谷、休息、五色、风痢、湿痢、热痢、寒痢九种。

生大黄一两　肉豆蔻　白蔻　草豆蔻二两　川黄连二钱

上为细末，烧酒为丸如椒目大。每服七丸，一日三服，至痢止为度。

红白痢疾奇方

陈茶　盐二钱

上共入铜锅，炒焦，拣去盐，再用糖霜一两，同茶叶煎数滚，服下。如冷痢，再加煨姜一片同煎。

加减参附汤　治寒痢阳气脱陷，呕吐不食，手足俱冷。

大附子炮　大人参一钱　丁香十五粒

上用姜十片，米一撮，水一钟，煎服。如不应，再加之。

水煮木香丸　治久痢里急后重，日夜无度，其效如神。

罂粟壳去瓤，三两　青皮去白　甘草炒，二两四钱　诃子炮，去核，八两　当归　木香六两

上为末，炼蜜丸弹子大。每服一丸，水煎，空心服。

戊已丸　治胃经受热，泄痢不止，或饮食不入，腹痛不止。

黄连炒　吴茱萸去梗，炒　白芍五两

上末，面糊丸桐子大。每服三十丸，米饮食前下。

真人养脏汤 治久痢赤白，里急后重，腹痛脱肛。

人参 白术 当归六钱 粟壳蜜炙，三两六钱 肉桂八钱 诃子皮一两二钱 木香煨，二两四钱 肉豆蔻面煨，半两 白芍炒，一两半 甘草炒，一两八钱

上每服四钱，用水煎。脏寒加附子一两。

香连丸 治痢疾并水泻、暑泻腹痛，不问赤白，神效。

黄连净，二十两 吴茱萸去枝梗，十两

上先将二味用热水拌和，入磁器内，置热汤炖一日，同炒至黄连紫黄色，去茱，用连为末，每末四两，入木香末一两，淡醋米饮为丸桐子大。每服二三十丸，滚汤下。久痢中气下陷者，用补中益气下。中气虚者，用四君子下。中气虚寒者，加姜桂。

三黄丸 治热痢腹痛，或口舌生疮，咽喉齿痛，及一切实火之症。

黄芩 黄连 黄柏各炒，等分

上各另为末，水糊丸桐子大。每服七八丸，白汤下。

芍药汤 治热痢便血后重。经曰：溲而便脓血，此气行而血止也。行血则便自愈，调气则后重自除。

白芍炒，一两 当归 黄连炒，五钱 槟榔 木香 甘草炙，二钱 黄芩炒，五钱 桂二钱五分

上每服半两，水煎。如不减，加大黄。此症多有因中气虚弱，脾气郁结者，治当审察。

凡痢疾初起紫苏叶五钱，南山楂五钱，煎沙糖服即愈。

治噤口痢奇方 石莲肉为末，每服二钱，陈米饮调下。

又方 干山药，半生半炒黄为末，不拘时，用米饮调下。

胃风汤 治风冷乘虚客于肠胃，以致水谷不化，泄泻注下，或肠胃湿毒，下如豆汁，或下瘀血。

人参　白茯苓　川芎　肉桂　当归　白芍炒　白术炒，等分

上每服三二钱，入粟米数粒，水煎，空心食前温服。

痢后呕哕

东垣先生云：如泄痢而呕者，胃气不和也。上焦不和，用生姜橘皮汤；中焦不和，用芎归桂苓；下焦不和而寒，治以轻剂，热甚而治以重剂。亦有胃火上冲而呕者，有积滞而呕者，有阴虚而呕者。丹溪云：下痢吃逆，自下冲上，属火之象。古方悉以胃弱言之。殊不知胃弱者，脾阴弱也，故久病变之，乃胃弱脾寒之危症。用半夏一两，生姜半两，或理中汤加枳壳、茯苓、半夏，不效。更加丁香、柿蒂各十枚，胃热咳逆，用橘皮竹茹汤，或半夏茯苓汤。

附治验

《薛案》：一妇痢后呕哕，服降火化痰等剂愈甚，脉洪

大而按之虚细，作渴饮汤，诸药到口即呕。此脾胃虚寒不能司纳，以参、术、炮姜末各一钱，以饭作丸，米饮不时，过三五粒至三两许，闻药不呕，乃以六君加炮姜，三十余贴而安。

一妇患前症，饮食少思，心腹膨胀，大便不实，所见之症，悉属虚寒假热。遂朝用补中益气汤加炮姜、木香，夕用六君子送四神丸渐愈，又用八味料煎送四神丸而痊。

一妇因怒呕哕，时或昏愦，口噤，或时举体肉动，其面色或青或赤。此肝火炽盛，脾土受侮，用小柴胡汤加山栀、钓藤治之，渐愈。又用加味归脾、逍遥二药，调理而痊。

橘皮干姜汤 治胃寒呕哕不食，或吐痰腹痛兼泻。

橘皮　通草　干姜炒　桂心　甘草炒　人参一钱

上水煎。

橘皮竹茹汤 治哕逆。

橘皮一钱　竹茹　甘草炒　人参　半夏一钱

上姜枣水煎。

半夏汤 治哕欲死。

半夏一两　生姜切，二两

上水煎为二服。

丁香柿蒂汤 治咳逆。

丁香十粒　柿蒂十五个

上水煎，热服。

生姜橘皮汤　治呕哕，手足厥冷。

橘皮一钱　生姜四钱

上水煎。

退阴散　治阴毒伤寒，手足逆冷，或咳逆不止，脉沉细，头痛腰重，急进三服。若伤冷，每服一字，入正元散内同煎，入盐一捻。

干姜炮　川乌炒黄，等分

上每服一钱，盐一捻，水煎。

木香调气散　治气滞呕吐，或胸膈不利，心腹刺痛，饮食不思。

木香　白豆蔻　丁香　檀香二两　藿香　甘草炒，六两
砂仁四两

上末，每服二钱，白汤调下。

大便下血

妇人脏腑损伤，风邪所入，以致大便下血，或如豆汁，或腹中作痛。若粪后下血，其来远；粪前下血，其来近。远近者，言病在上下也。若面无血色，时寒时热，脉浮弱，按之如丝者，是前症也。主治之法，若胃气虚不能统血而下，用四君；中气下陷，用补中益气；脾气郁结，用归脾；气血虚弱，用八珍；气血虚寒，用十全大补汤。

附治验

《薛案》：一妇下血不已，面色萎黄，四肢畏冷，此中

气下陷，用补中益气汤送四神丸，数服而愈。

光禄张淑人下血，烦躁作渴，大便重坠，后去稍缓，用三黄汤加大黄至四两方应。再三黄汤又二十余剂而愈。此等元气，百中一二。

一妇脾胃素弱，因饮食停滞，服克伐之剂，自汗身冷，气短喘急，腹痛便血，或用诸补剂，皆不应。余用人参、炮附子各五钱，二剂稍应。却用六君子加炮附子三钱，四贴渐安。又用前汤每加附子一钱，数服乃瘥。

一妇因怒，胸痞，饮食少思，服消导利气之药，痰喘胸满，大便下血。余用补中益气加茯苓、半夏、炮姜四剂，诸症顿愈，又用八珍加柴胡、焦栀，全愈。

加减四物汤　治肠风下血。

荆芥　侧柏叶炒　槐花炒　甘草炒，五分　生地黄　枳壳麸炒　当归　川芎一钱

上姜水煎。

肠风黑神散　治肠风下血，腹疼后重，或肛门脱出。

败棕烧　木馒头①烧　乌梅去核　粉草炙，一钱

上水煎服。

地榆汤　治阴结便血。

地榆四两　甘草炒，一两半　缩砂仁四十七粒

上每服三钱，水煎。

① 木馒头：中药名，即薜荔，味甘、性平，有补肾固精、清热利湿、活血通经、催乳、消肿之功效。

防风如神散　治风热气滞，粪后下血。

防风　枳壳麸炒，等分

上每服三钱，水煎。

治久下血成片，用头发烧灰，每服一二钱，水调下。

痔　瘘

痔名有五：肛边如乳出脓者，为牝痔；肿胀出血者，为牡痔；痒痛者，为脉痔；肿核者，为肠痔；登厕①出血者，为血痔。治宜审之。此症妇人多因郁怒风热，或胎产经行，饮食起居，六淫七情失调所致。男子多因醉饱入房，筋脉横解，精气脱泄，热毒乘虚而患；或入房强固其精，木乘火势而侮金；或炙煿厚味，阴虚湿热，宜凉血润燥，疏风。溃后当养元气，补阴精。不愈即成痔漏，有串臀、串阴、穿肠者。其肠头肿块者，湿热也；作痛者，风也；便燥者，火也；溃脓者，热胜血也。大便作痛者，润燥除湿；肛门坠痛者，泻火导湿；小便涩滞者，清肝导湿。经云：因而饱食，筋脉横解，肠澼为痔。症属肝肾不足，故用加味地黄及六味丸有效。慎勿敷药，及服寒凉之剂。

附治验

《薛案》：一妇产后痔作，疮有头如赤豆大，或下鲜

---

① 厕：原作"厮"，据《校注妇人良方·卷八·妇人痔瘘方论第十四》改。

血，或紫血，大便疼，与黑神散。又多食肉太饱，湿热在大肠所为此非虚症，以郁李仁去皮、麻仁、槐角各七分，枳壳、皂角仁各五钱为末，苍术、归尾、生地各三钱，大黄炒一钱，分六剂服。

鳖甲散　治五种痔漏，脓血淋沥，或肿痛，坚硬下坠。

鳖甲　露蜂房　蛇蜕　猬皮　猪后悬蹄五味烧存性，二钱　麝香一分

上为末，每服一钱，空心生地黄煎汤调下，更傅①之。

又方热痛，用寒水石、朴硝为末，以津调搽。

香壳丸　治湿热内甚，因而饱食肠癖成痔，久而成瘘，速服悉愈之。

木香　黄柏三钱　枳壳去瓤，炒　厚朴半两　黄连一两猬皮一个，烧灰　当归四钱　荆芥穗三钱

上为末，面糊丸如桐子大。每服二三十丸，温水下，食前，日三服。

楂藤子丸　治肠风泻血，湿热内甚，因为诸痔久而不治乃变成瘘。

黄芪　枳实　槐花　荆芥穗　凤眼草二两　楂藤子一对，炙　皂子三百个，炙

上为末，面糊丸如桐子大。每服二三十丸，空心酒

---

① 傅：同"敷"，《广雅·释言》："傅，敷也。"

下，米饮亦可。忌油腻冷生猪鱼臭血等物。

黄芪葛花汤 治肠中久积热，痔痒，下血疼痛。

猬皮一个 黄芪 葛花 生地黄 黄赤小豆花一两 大黄 赤芍 黄芩 当归三分 槟榔 白蒺藜 皂角子仁炒，半两

上末，炼蜜丸桐子大。每服二十丸至三十丸，煎桑白皮汤下，食前煎槐子汤亦下。

脱　肛

夫脱肛者，大肠候也。大肠虚寒，其气下陷，则肛门翻出。或因产努力，其肛亦然也。盖肺与大肠为表里，肛者，大肠之门，肺若实热则秘结，肺虚寒则脱出。肾主大便，故肺肾虚者，多有此症。

附治验

东垣治一女子脱肛，用糯米一升浓煎饮，去米候温，洗肛温柔。却先以砖一斤，火烧通红，用醋沃之，以青布铺砖上，坐肛于青布上，如热则加布令厚，其肛自吸入而愈。

《薛案》：治一妇脱肛，用补中益气、加味归脾各百余剂而愈。后因分娩复脱，仍以前药各二百余剂始愈。

孙真人用虾蟆皮，瓶中烧烟熏，功效玄微。

一方用五倍子煎汤洗，以赤石脂末掺上，托入。或脱长者以两床相并，中空尺许，以磁瓶盛汤，令病人仰卧，

浸瓶中，逐日易之，收尽为度。

阴　肿

妇人阴肿，因胞胳素虚，风邪客之，乘于阴部，血气相搏故也。

附治验

《薛案》：一妇阴中肿闷，小便涩滞，两胁作肿，内热晡热，月经不调，时或寒热。此因肝脾郁怒，元气下陷，湿热壅滞。朝用归脾汤，加柴胡、升麻解郁结，补脾气，夕用加味逍遥散，清肝火，生肝血，除湿热，各数剂，诸症悉愈。又用四君、芎、归、丹皮调补肝脾，而经水如期。

一妇阴内痒痛，内热倦怠，饮食少思。此肝脾郁怒，元气亏损，湿热所致，用参、芪、归、术、陈皮、柴胡、炒栀、车前、升麻、白芍、丹皮、茯苓而瘥。若阴中有虫痒痛，亦属肝木，以桃仁、雄黄研，纳阴中以杀之，仍用清肝导郁之药。有以鸡肝纳之者，乃取虫之法也。

菖蒲散　治月水涩滞，阴间肿痛。

菖蒲　当归一两　秦艽二两

上每服五钱，入葱白水煎。

白矾散　治阴肿坚痛。

白矾半两　甘草半钱　大黄一两

上末水和，调涂，日两换，以愈为度。

阴挺下脱

妇人阴挺下脱，或因胞络伤损，或因子脏虚冷，或因分娩用力所致。此症当升补元气为主。若肝脾郁结，气虚下陷，用补中益气汤；若肝火湿热，小便涩滞，用龙胆泻肝汤。

附治验

《薛案》：一妇阴中突出如菌，四围肿痛，小便频数，内热晡热，似痒似痛，小便重坠。此肝脾郁结，盖肝火湿热而肿痛，脾虚下陷而重坠也。先以补中益气，加山栀、茯苓、车前、青皮，以清肝火升脾气，更以加味归脾汤，调理脾郁，外以生猪脂和藜芦末涂之而收。

一妇阴中挺出五寸许，闷痛重坠，水出淋沥，小便涩滞。夕与龙胆泻肝汤分利湿热，朝用补中益气升补脾气，诸症悉愈。再与归脾汤加山栀、茯苓、川芎、黄柏，间服调理而安。后因劳役，或怒气，下部湿痒，小水不利，仍用前药即愈。

又方治前症，用麻子仁研涂顶中，自吸入，即洗去。

龙胆泻肝汤

龙胆草酒炒　泽泻一钱　车前子　木通　生地黄酒拌
当归　山栀子炒　黄芩　甘草各五分

上水煎服。

卷八　求嗣门

求嗣总论

薛立斋云：妇人之不孕，因六淫七情之邪，有伤冲任；或宿疾淹留，传遗脏腑，或子宫虚冷，或气旺血衰，或血中伏热，又有脾胃虚损，不能营养冲任。审此，更当察其男子之形气虚实何如。有肾虚精弱，不能融有成胎者；有禀赋元弱，气血虚损者；有嗜欲无度，阴精衰惫者。各当求其原而治之。至于大要，则当审男女之尺脉。若左尺微细，或虚大无力者，用八味丸、鹿茸丸等类。左尺洪大，按之无力者，用六味丸、左归丸等类。两尺俱微细，或浮大者，用十补丸。若误用辛热燥血，不惟无益，反受其害。

丹溪先生云：经水断后一二日，血海始净，精胜其血，感者成男。四五日后，血脉已旺，精不胜血，感者成女。盖父精母血，因感而会。精之施也，血能摄精，故成子，此万物资始于乾元也。血之行也，精不能摄，故成女，此万物资生于坤元也。阴阳交媾，胚胎始凝，所藏之处，名曰子宫。一系在下，上有两歧，一达于左，一达于右。精胜其血，则阳为之主，受气于左子宫而男形成。精不胜血，则阴为之主，受气于右子宫而女形成。

褚氏云：男女之合，二精交畅，阴血先至，阳精后动，精入为骨而男形成矣，阳精先入，阴血后参，血入为本而女形成矣。阳气聚面，故男子面重，溺死者必伏；阴气聚背，故女子背重，溺死者必仰。父少母老，产女必羸，母壮父衰，生男必弱。古之良工，首察乎此气。受偏瘁与之补之，补羸女则养血壮脾，补弱男则壮脾节色。羸女宜及时而嫁，弱男宜待壮而婚。此疾外所务之本，不可不察也。

服药须知

七子散 主丈夫气虚，精气衰少无子。

牡荆子 五味子 菟丝子 车前子 菥蓂子 山药 石斛 熟地 杜仲 鹿茸 远志八分 附子炮 蛇床子 川芎六分 山茱萸 天雄五分 桂心十分 白茯苓 牛膝 人参 黄芪五分 巴戟十二分 苁蓉七分 钟乳粉八分

上为末，每服钱许，日二服，酒调。一方加覆盆子二钱。

庆云散 主丈夫阳气不足，不能施化。

覆盆子 五味子二升 菟丝子一升 白术炒 石斛二两 麦冬 天雄九两 紫石英二两 桑寄生四两

上为末，食后酒服钱许，日三服。或米饮调。

续嗣降生丹 治妇人五脏虚损，子宫冷惫，不能成孕。

当归 桂心 龙齿 乌药 益智 杜仲 石菖蒲 吴

茱萸一两半　茯神　牛膝　秦艽　细辛　桔梗　半夏　防风　白芍三钱　干姜一两，半生半炒　川椒二两，焙　附子重一两者，作一窍，入朱砂一钱，湿面裹煨，为末　牡蛎二两，童便浸四十九日，却用硫黄末一两，醋调，涂，用纸裹之，米醋润湿，盐泥固济，用炭煅赤

　　上为末，糯米糊丸桐子大。每服三十丸至百丸，空心淡醋、温酒、盐汤任下，日二服。及治男子精寒不固，阳事衰弱，白浊梦泄，妇人带下寒热，诸虚百损，盗汗气短。预服此药者，无不感应。

毓麟丸

　　木棉子取当年者，去壳，其仁白如糯米色者佳。每斤棉子用真秋石一两六钱，和水溶化，浸棉子十二时，漉出晒干，再用陈煮酒浸片刻，入木甑内，砂锅上水蒸六时，晒干，再入酒浸片刻，蒸六时，晒干，如是者不计次，其仁制之内外如墨色者佳，二十四两，同后药修合　大熟地先用白水煮烂，每斤加砂仁四两，陈煮酒一斤，贮瓶中，隔汤煮三日，晒干，再蒸温，得太阳之光多者为熟，十二两　枸杞子拣大红色者，分四分，依四制枸杞子丸制法，研末，仍是大红色者佳，八两　线鱼鳔用黄麻切，炒炭，拌入，炒成珠，六两　沙苑蒺藜六两　补骨脂胡桃肉拌，蒸，盐酒同炒，二两四钱　柏子仁去油，三两二钱　生牛膝酒拌，晒干，三两二钱　生杜仲粉去皮，切片，另磨粉，筛去绵，三两二钱　楮实子酒浸十二时，蒸六时，二两四钱　当归酒洗，晒干，焙，三两二钱　云茯苓五两　川草薢四两，酒浸，晒　麦门冬四两，去心　五味子二两四钱

　　上法制，共捣烂，远火焙干为末，用羊内外肾四件两

副，盐酒拌，蒸烂捣膏，量加炼蜜为丸。每晨用五钱，午后用三钱，临卧用五钱，陈酒送下。不用酒者，淡盐汤送下。男妇皆服之无间。求子者得子，求寿者益寿。若男有遗精，女有带下者，去牛膝加覆盆子漂去浮子，晒干，酒浸十二时，晒干，二两四钱。

王晋三曰：精气神，命曰人。男女相媾，功在阴阳气交，交则神合，合则化形，如露珠之一滴，升于丹鼎之上而为孕，朱子所谓禀于有生之初，《悟真篇》所谓生身受气于初者是也。种子之方，自古迄今，而欲寓合此意者，亦甚难得。余观毓麟丸之药品，填补精髓，妙合阴阳，却有至理存焉。木棉子花黄、子白、壳青、油赤，得五行之正气，性温去湿，制黑功专入肾暖精。熟地色黑入肾，枸杞色赤入心，有水火既济之妙。鱼鳔暖少阴之精，沙蒺藜暖少阳之精，俾脏腑所藏之精，刚柔相摩，阴阳相荡，而精自生神。补骨脂能使命门与心包络之火相通，柏子仁能使手厥阴与足厥阴之气并清。杜仲补肝之气而利于用，当归助少阴之血而主于和。牛膝通前阴之精道，楮实子通九窍之神灵。茯苓通肾经之阳，萆薢坚肾经之阴。麦冬清肺气，五味摄肾气。古人用热药，必清上焦之热，使热药不伤肺气。丸以羊肾血肉有情之品，俾能留恋五内，以成化育之功。

诊有妊脉诀

王子亨云：若妊娠，其脉三部俱滑大而疾。经云：阴搏阳别，谓之有子。搏者近也，阴脉逼近于下，阳脉别出于上，阳中见阳，乃知阳施阴化，法当有子。又少阴脉动甚者，妊子也。手少阴属心，足少阴属肾，心主血，肾主精，精血交会，投识于其间，则有娠。又三部脉浮沉正等，无病者，有妊也。余病如《脉经》说，左手尺脉浮洪者，为男胎也；右手尺部浮洪者，为女胎也。两手尺部俱洪者为两男，俱沉实者两女。又云中指一跳一止者，一月胎，二跳二止者，二月胎也。

附歌诀

肝为血兮肺为气，血为荣兮气为卫。阴阳配偶不参差，两脏通和皆类例。血衰气旺定无妊，血旺气衰应有体。寸微关滑尺带数，流利往来并雀啄，小儿之脉已见形，数月怀躭犹未觉。

寸脉微，关脉滑，尺脉带数，及流利雀啄，皆是经脉闭塞不行成胎。血多气少之脉，是怀小儿之脉，已见形状也。

左疾为男右为女，流利相通速来去，左脉带纵两个男。

纵者，夫行乘妻，水行乘火，金行乘木，即鬼贼脉也，名曰纵。见在左手，则怀两个男儿也。

右手带横一双女。

横者，妻乘夫也，是火行乘水，木行乘金，即所胜脉也，名曰横。见于右手，则怀一双女儿也。

寸关尺部皆相应，一男一女分形证。

寸关尺部，脉大小迟疾相应者，是怀一男一女形证之脉也。谓关前为阳，关后为阴，阴阳脉相应，故怀一男一女也。

往来三部通流利，滑数相参皆替替，阳实阴虚脉得明，遍满胸膛①皆逆气。

若寸关尺三部，通行流利，皆替替有力而滑数，皆是阳实阴虚之脉，主妊妇逆气遍满胸膛而不顺也。

诸阳为男诸阴女，指下分明长记取。

诸阳脉，皆为男，即为大、疾、数、滑、实之类也，当怀男子。诸阴脉，三部沉细之类是也，当怀女子。

三部沉正等无绝，尺内不止真胎妇。

寸关尺三部脉沉浮正直齐等，举按无绝断，及尺内举按不止住者，真的怀胎妇也。

小见日足胎成聚，身热脉乱无所苦，汗出②不食吐逆时，精神结备其中住。

谓妊胎受五行精气以成形，禀二经以荣其母。怀妊至五月，其胎虽成，其气未备，故胎气未安，上冲心胸，则汗出不食吐逆，名曰恶阻，俗呼选饭，唯思酸辛之味，以调胎气也。

---

① 膛：原作"堂"，据《校注妇人良方·卷十一·诊妇人有妊脉第二》改。
② 出：原作"中"，据下文"则汗出不食吐逆，名曰恶阻"改。

滑疾不散三月胎。

妊娠三月名始胎，此是未有定仪，心包脉养之，故脉见滑疾流利，为少气多血。不散为血气盛，则始结为胎也。

但疾不散五月母。

其脉但疾数而不散者，是五个月怀胎之母也。

饮食禁忌

一受孕之后，切宜忌不可食之物，非惟有感动胎气之戒，然于物理，亦有厌忌者。设或不能戒忌，非特延月难产，亦能令儿形破母损，可不戒哉。

食鸡肉糯米合食，令子生寸白虫。

食鲤鱼鲙及鸡子，令见成疳多疮。

食犬肉，令子无声音。

食兔肉，令子唇缺。

食鳖，令子项短及损胎。

食鸭子共桑椹同食，令子生心寒。

食螃蟹，令子横生。

食雀肉合豆酱食之，令子面生皯①黯黑子。

食豆酱合藿香食之，堕胎。食水浆绝产。

食雀肉，令子不耻多淫。

---

① 皯（gǎn 敢）：指皮肤黧黑枯槁。

食山羊肉，令子多病。

食生姜，令子多指生疮。

食虾蟆、鳝鱼，令见喑哑。

食驴骡马肉，延月难产。如此之类，无不验者，则知圣人胎教之法矣。

服药禁忌

蚖斑水蛭地胆虫，乌头附子配天雄，蜘蝎野葛蝼蛄类，乌喙侧子及虻虫，牛黄水银并巴豆，大戟蛇蜕及蜈蚣，牛膝藜芦并薏苡，金石锡粉及雌雄，牙硝芒硝牡丹桂，蜥蜴飞生及䗪虫，代赭蚱蝉胡粉麝，芫花薇衔①草三棱，槐子牵牛并皂角，桃仁蛴螬和茅根，粮根硇砂与干漆，亭长波流茵草中，瞿麦间茹蟹爪甲，猬皮赤箭赤头红，马刀石蚕衣鱼等，半夏南星通草同。干姜蒜鸡及鸡子，驴肉兔肉不须供。切须妇人产前忌，此歌宜记在心胸。

---

① 薇衔：指鹿衔草。

卷九 妊娠门

恶 阻

妊娠恶阻病，《产宝》谓之子病，《巢氏病源》谓之恶阻。由胃气怯弱，中脘停痰。脉息和顺，但肢体沉重，头眩择食，惟嗜酸咸，甚者寒热呕吐，胸膈烦满，宜用半夏茯苓汤。盖半夏乃健脾气、化痰滞之主药也，脾胃虚弱而呕吐，或痰涎壅滞，饮食少思，胎不安，用茯苓半夏倍加白术，更用陈皮、砂仁，即以安胎气、健脾胃，亦不越此矣。

附治验

丹溪治一妇孕三月，吐痰水并饮食，每日寅卯作，作时觉小腹有气冲上，然后膈满而吐，面赤微燥，头眩，卧不能起，肢痛微渴，盖肝火挟冲脉之火冲上也。一日甚，二日轻，脉和，右手寸高，药不效者，将二月余。偶用沉香磨水化抱龙丸，一服膈宽气不上冲，二三服吐止眩减，食进而安。

一孕妇七月，嘈杂吐食，眩聋，心下满塞，气攻肩背，两肘皆痛，要人不住手以热物摩熨①，得吐稍疏，脉

---

① 熨：原作"慰"，据文义改。下同。

大。以炒条芩二钱半，白术、半夏各二钱，炒黄连、炒栀子、炒枳壳、当归、陈皮、香附、苍术各一钱，人参、茯苓各钱半，砂仁、炙草各五分，生姜七片。服二贴后，嘈杂吐止，心满塞退，但于夜间背肘之痛，用摩熨，遂与抱龙丸，水化服之，其疾如失。

汪石山治一妇，形质瘦小，面色近紫，产后年余，经水不通。首夏忽病呕吐，手指麻痹，挛拳不能伸展，声音哑小，哕不出声。医皆视为风病，危之。汪诊脉皆细微近滑，曰：此妊娠恶阻病也。众谓经水不通，安有妊理？汪曰：天下之事有常有变，此乃事之变也。脉虽细微似近于滑，又尺按不绝，乃妊娠也。遂以四君子加二陈治之，诸症俱减，尚畏粥汤，惟食干糕香燥之物而有生意。

篁南治一妇人，病新愈，月余经事不行，呕哕眩晕，饮食艰进。医以为二阳之病发心脾，女子不月，法在不治。篁往诊之，尺脉虽小，按之滑而不绝，此妊而恶阻，非凶候也。六君加砂仁数服而安，后产一女。

白术汤 治胃虚恶阻，吐水，甚至十余日粥浆不入。

白术炒，一钱　人参五分　丁香　甘草炒，一分

上姜水煎服。

人参橘皮汤 治阻病呕吐痰水，饮食少思，肢体倦怠。

人参　橘红　白术炒　麦冬去心　白茯苓一钱　厚朴制

甘草炙，五分

上加竹茹、姜，水煎服。

安胎饮 治体倦恶食，或胎动腹痛，或下血发热。

甘草炒　茯苓　当归　熟地黄　川芎　白术炒　黄芪炒　白芍炒　半夏汤泡　阿胶切，炒　地榆五分

上姜水煎服。

半夏茯苓汤 治妊娠脾胃虚弱，饮食不化，呕吐不止。

半夏炮，炒黄　陈皮一钱　白茯苓二钱　砂仁炒，一钱　甘草炒，五分

上用姜、枣、乌梅水煎服，一二剂后用茯苓丸。

茯苓丸 治妊娠烦闷头晕，闻食吐逆，或胸腹痞闷。

赤茯苓　人参　桂心　干姜炮　半夏泡洗，炒黄　橘红一两　白术炒　葛根　甘草炒　枳壳麸炒，二两

上为末，蜜丸桐子大。每服五十丸，米饮下，日三服。

胎动不安

妊娠胎动，或饮食起居，或冲任风寒，或跌仆击触，或怒伤肝火，或脾气虚弱，当各推其因而治之。若因母病而胎动，但治其母。若因胎动而母病，唯当安其胎。轻者转动不安，重者必致伤坠。若面赤舌青，是儿死也，面青舌赤吐沫，是母死也。唇口色青，两边沫出，是子母俱死也。察而治之。

附治验

《薛案》：一妊妇内热晡热，或兼寒热，饮食少思，其胎或下坠，或上攻，此肝经血虚而火动耳。先用加味逍遥散数剂，次用六君子加柴胡、枳壳，各数剂而愈。

一妊妇因怒寒热，胸胁胀痛，呕吐不食，状如伤寒，此怒动肝火，脾气受伤也。用六君子加柴胡、山栀、枳壳、牡丹皮而愈。但内热口干，用四君子加芎、归、升麻、柴胡而安。

钓藤钩汤　治妊娠胎动，腹痛面青，冷汗气欲绝者。

钓藤钩　当归　茯神去木　人参一钱　苦梗钱半　桑寄生一钱

上水煎服。烦热，加石膏。

黄芪汤　治气虚胎动，腹痛下水。

糯米一合　黄芪炒　川芎一两

上水煎，分三服。

顺气饮子　产前服之安胎。

紫苏叶　木香炮　人参　草豆蔻　茯苓一两　甘草炒，五钱　大腹子一两，气弱不用

上每服三钱，苎根三寸，糯米少许，水煎服。

安胎寄生汤　治妊娠下血，或胎不安，或腰腹作痛。

桑寄生　白术五分　茯苓四分　甘草一钱

上水煎服。

又方　川芎二两，葱白五两，水三碗，煮二碗半，分

三服。

四物汤加熟艾、阿胶、茯苓，或芎劳补中汤、杜仲丸皆妙方。

胎漏下血

妊娠经水时下，此由冲任气虚，不能约制。盖心、小肠二经相为表里，上为乳汁，下为月水。故妊娠经水壅之以养胎，蓄之以为乳。若经水时下，名曰胞漏，血尽则毙矣。

附治验

《薛案》：一妊妇下血，服凉血之药，下血益甚，食少体倦，此脾气虚而不能摄血，余用补中益气汤而愈。后因怒而寒热，其血仍下，此肝火旺而血沸腾。用加味逍遥散血止，用补中益气汤而安。

江应宿治王祠部安人，孕三月，腰腹递痛，漏下不止，气涌胀闷，速予诊视。六脉弦数，平昔脉极沉细，此必怒动肝火，挟相火而生内热，喜脉不滑，未至离经，犹可保也。以条芩、白术、枳壳、香附、茯苓、阿胶、白芍、当归、陈皮，煎调鹿角煅，酒淬细末一钱，更进抑青丸，一服痛已，数服平复。

《薛案》：一妊娠六月，每怒下血，甚至寒热头痛，胁胀腹疼，作呕少食。余谓寒热头疼乃肝火上冲，胁胀腹疼乃肝气不行，作呕少食乃肝侮脾胃，小便下血乃肝火血热。用小柴胡加芍药、炒黑山栀、茯苓、白术而愈。

二黄散 治胎漏下血，或内热晡热，或头痛头晕，或烦躁作渴，或胁肋胀痛等症。

生地黄　熟地黄

上为末，每服三钱，煎白术枳壳汤调下。二黄须杵膏为丸，庶药不枯槁而有力也。

安胎散 治卒然腰痛下血。

熟地　艾叶　白芍炒　川芎　黄芪炒　阿胶炒　当归甘草炒　地榆五分

上姜枣水煎服。

子芩丸 治肝经有热妄行。用细条黄芩炒为末，每服一钱，以秤锤烧赤，淬酒热调服。若脾胃虚，不宜用。

防风丸 治肝经有风，以致血得风而流散不归经。用防风为末，每服一钱，白汤调服。

神妙佛手散 治胎痛，服之即安；胎损，服之立下。

当归　川芎五钱

上水酒煎，血崩昏晕，用水煎服。治妊娠从高坠下，腹痛下血。

生地黄　益母草二钱　当归　黄芪炒，一钱

上姜水煎服。

胶艾汤 治妊娠顿仆，胎动不安，腰腹疼痛，或胎上抢，或去血腹痛。

阿胶一两，炙　熟艾叶数茎

上以水三碗，煮取二碗，分三服。

又方 缩砂和皮炒为末，每服二钱，米饮下，腹热即安。

胎气上逼

妊娠将养如法，则血气调和，胎得其所，而产亦易。否则胎动气逆，临产亦难，甚至危矣。

附治验

《薛案》：一妊妇每因恚怒，其胎上逼，下关脉弦洪，乃肝火内动。用小柴胡加茯苓、枳壳、山栀而愈。但体倦不食，用六君子调养脾土，加柴胡、枳壳，调和肝气乃瘥。

一妊妇胎上逼，胸满嗳气，饮食少思，此脾气郁滞，用紫苏饮顿安，又用四君子加枳壳、柴胡、山栀而瘥。

紫苏饮 治子悬腹痛，或临产惊恐气结，连日不下，或大小便不利。

当归 甘草炒 人参 大腹皮黑豆水浸泡 川芎 橘皮白芍炒，五分 紫苏一钱

上姜葱水煎。

一孕妇累日不产，催药不应，此坐草太早，心怀畏惧，气结而血不行也。用前饮一服便产。

一妇人孕七月，上冲腹痛，面不赤，舌不青，乃子悬也。亦用前饮，而胎母俱安。

当归汤 治胎动烦躁，或生理不顺，唇口青黑，手足厥冷。

当归 人参 阿胶炒 甘草炒，一钱 连根葱白一握

上水四碗，煎四味至半，去滓，下葱，煎至一碗，分二服。

又方 治胎上逼，热痛下血，或烦闷困笃，用葱二十茎，水浓煮饮，胎未死即安，胎已死即下，未效再服。若唇口青黑、手足厥冷，须佐以当归汤。

阿胶散 治妊娠跌仆，或毒药致胎不安。

熟地二钱 白芍 艾叶 当归 甘草炒 阿胶炒 黄芪炒，一钱

上姜枣水煎服。

或妊娠误服毒药胎动，用甘草、黑豆、淡竹叶。若因顿仆，用阿胶散。未应，煎送知母丸。若因顿仆，下血腹痛，用佛手散。未应，用八珍送知母丸。血出过多，用八珍汤斤许，益母草四两，水煎，徐徐与服。若胎死，以朴硝或平胃散下之。

妊娠心痛

妊娠心痛，乃风邪痰饮交结。若伤心正经，为真心痛，朝发夕死，夕发旦死。若伤心支络，则乍安乍作。伤于子脏，则胎动而血下。

附治验

《薛案》：一妊妇心痛，烦热作渴，用白术散即愈。后因停食，其痛仍作，胸腹膨满，按之则痛。此因饮食停滞，用人参养胃汤。按之不痛，乃脾胃受伤，以六君子补之而愈。

一妊妇心腹作痛，胸胁作胀，吞酸不食，此肝脾气滞。用二陈、山楂、山栀、青皮、木香而愈。又因怒仍痛，胎动不食，面生青黄，肝脉弦紧，脾脉弦长，此肝乘其土。用六君子加升麻、柴胡、木香而愈。

治娠妇卒心痛，气欲绝。

川芎　当归　茯苓　厚朴制，一钱

上水煎服。

当归芍药汤　治妊娠心腹急痛，或去血过多而眩晕。

白芍药炒　当归　茯苓　白术炒　泽泻一钱　川芎二钱

上水煎服。

白术汤　治妊娠内热心痛。

白术四钱　赤芍三钱　黄芩二钱，炒

上水煎，桃、李、雀肉宜忌。

《雷公炮制论》云：心痛欲死，急觅延胡。

腰腹背痛

肾主腰足，因劳役伤损其经，以致风冷乘之，腰腹相引而痛。盖妇人肾以系胞，妊娠痛甚，则胎堕也。此症若外邪所伤者，用独活寄生汤；劳伤元气者，用八珍、杜仲、砂仁、胶艾；肝脾郁结所致者，用归脾汤加柴胡、枳壳。

附治验

《薛案》：一妊妇头项强直，腰背作痛，此膀胱经风邪所致。用《拔萃》羌活汤，一剂而愈。又用独活寄生汤，及八珍汤以祛邪固本而痊。

通气散 治肾虚腰痛，神妙。破故纸炒为末，空心每服二钱，嚼核桃肉半个，以温酒下。

杜仲丸 治妊娠腰背痛。杜仲炒，续断酒浸，等分为末，煮枣肉丸桐子大。每服七十丸，酒下，米饮下亦可。

堕　胎

夫胎乃阳施阴化，荣卫调和，经养完全，十月而产。若血气虚损，不能养胎，所以数堕也。凡妊妇腰痛多堕胎。丹溪先生曰：阳施阴化，胎孕乃成。血气虚乏，不能荣养，其胎则坠。譬如枝枯则果落，藤萎则花坠。尝治贾氏妇，每有孕，至三月前后必坠。诊其脉，左右大而无力，重则涩，知其血虚也。补其中气，使血自荣。时正初夏，教以浓煎白术汤，下黄芩末二钱，与数十贴，得保而生。因而思之，堕于内热而虚者，于理为多。曰热、曰虚，盖孕至三月上，属相火，所以易堕。不然，何以黄芩、熟艾、阿胶等为安胎之妙如此也。大抵治法，须审某月属某经育养而药之。

附治验

《薛案》：一妊妇五月，服剪红丸而胎堕，及腹胀痛，乃服破血之剂，痛益甚，手不敢近。余曰：此峻药重伤脾胃也。用八珍倍加参、芪、半夏、乳香、没药，二剂而痛止，数剂而安。

石山治一妇，长瘦，色黄白，性躁急，年三十余，常患堕胎，已七八见矣。诊其脉者，皆柔软无力，两尺虽浮而弱，不任寻按。曰：此因胎堕太多，气血耗甚，胎无滋养，故频坠。譬之水涸而禾枯，土削而木倒也。况三月五月，正属少阳大动之时，加以性躁而激发之，故堕多在三五七月也。宜用大补汤去桂，加黄柏、黄芩煎服，仍用研末，蜜丸服之，庶可保生。服半年，胎固而生二子。

陈斗岩治一妇，有胎四月堕下，逾旬腹肿，发热气喘，脉洪盛面赤，口臭，舌青黑。陈诊之曰：脉洪盛者，胎未坠也产后气喘脉洪，在所不治，此所以得生者，全在逾旬二字，若非胎未坠，决不能至逾旬；面赤，心火盛而血干也；舌青口臭，肝既绝而胎死矣。内外皆曰胎坠久矣。复诊色脉如前，以蛇蜕煎汤，下平胃散，加芒硝、归尾一倍，服之，须臾腹鸣如雷，腰腹阵痛，复一死胎堕下，病亦愈。

江应宿治汪镐妻，年三十五岁，厌产，误服打胎药，下血如崩漏旬余，腹痛一阵即行，或时鼻衄，诸药不效。

予诊得六脉数而微弦，乃厥阳之火①泛逆，投四物汤换生地，加阿胶、焦栀、蒲黄，一剂而愈。

一方，鲤鱼二斤者一尾，粳米一升，用盐酱煮食甚善，月食三次。

芎䓖补中汤、杜仲丸，皆治气虚而胎坠。

胎气不长

夫妊娠不长者，因有宿疾，或因失调，以致脏腑衰损，气血虚弱，而胎不长也。当治其疾疢，益其气血，则胎自长矣。

附治验

《薛案》：一妊妇胎六月，体倦懒食，面黄晡热，而胎不长，因劳欲堕，此脾气不足也。用八珍汤倍加参、术、茯苓三十余剂，脾胃渐健而长矣。

一妊妇因怒，寒热往来，内热晡热，胁痛呕吐，胎至八月而不长，此因肝脾郁怒所致。用六君加柴胡、山栀、枳壳、紫苏、桔梗，病愈而胎亦长矣。

黄芪汤　治妊娠不长，更安胎和气。

黄芪炒　白术炒　陈皮　麦冬去心　白茯苓　前胡　人参五分　川芎　甘草炒，三分

上姜枣水煎服。

---

①　厥阳之火：指相火。

《集验》用鲤鱼长尺许，如食法，饮其汁，其胎渐大而长矣。

未足月欲产

按：小产重于大产。盖大产如瓜熟自脱，小产如生采，断其根蒂，岂不重哉！而人轻忽，死于是者多矣。大抵治法，宜补形气，生新血，去瘀血为主。若未足月，痛而欲产，用芎归补中汤倍加知母止之。产而血不止，人参黄芪汤补之。产而心腹痛，当归川芎汤主之。元气弱而欲产，八珍汤固之。出血过多而发热，圣愈汤治之。若汗不止，或昏愦喘咳，急用独参汤。若发热烦躁，或肉𥉉筋伤，用八珍汤。大渴面赤，脉洪而虚者，用当归补血汤。身热面赤，沉而微者，用四君、姜、附以回其阳可也。

附治验

《薛案》：一妊妇八月，胎欲坠如产，卧久少安，日晡益甚，此气血虚弱。朝用补中益气汤加茯苓、半夏，遂愈，更以八珍汤调理而安。

当归川芎汤　治小产后瘀血，心腹疼痛，或发热恶寒。

当归　川芎　熟地　白芍炒　元胡索炒　红花　香附青皮炒　泽兰　牡丹皮　桃仁

上水煎，入童便、酒各小半煎服。

若以手按腹愈痛，此瘀血为患，宜用此药或失笑散消之。若按之不痛，此是血虚，宜用四物、参、苓、白术。若痛而作呕，此是胃虚，宜用六君子。若痛而作泻，此是脾虚，宜六君子送二神丸。

芎归补中汤　治气血虚欲产。

艾叶代姜　阿胶炒　川芎　五味杵，炒　黄芪炙　当归　白术炒　白芍炒　人参　杜仲炒，一钱　甘草炙，五分

上每服水煎五钱服。

人参黄芪汤　治小产气虚，血下不止。

人参　黄芪炒　当归　白术炒　白芍炒　艾叶一钱　阿胶炒，二钱

上作一剂，水煎服。

当归散　治产后气血虚弱，恶露内停，增寒发热，宜服此。

当归　白芍炒　川芎　黄芩炒，一两　白术五钱

上为末，温童便调下二钱。

咳　嗽

夫肺内主气，外司皮毛，皮毛不密，寒邪乘之，则咳嗽。秋则肺受之，冬则肾受之，春则肝受之，夏则心受之。其嗽不已，则传于腑。妊娠病久不已，则伤胎也。盖肺属辛金，生于己土，嗽久不愈者，多因脾土虚而不能生肺气，而腠理不密，以致外邪复感，或因肺气虚不能生水，以致阴火上炎所致。治法当壮土金，生肾水

为善。

附治验

《薛案》：一妊妇，气喘痰甚，诸药不效，素有带下，夜间嗽喘，带下益甚，面目浮肿，此气虚而有痰饮也。用六味丸料数剂而愈。

一妊妇嗽则便自出，此肺气不足，肾气亏损，不能司摄。用补中益气汤以培土金，六味丸加五味以生肾气而愈。

一妊妇咳嗽，其痰上涌，日五六碗许，诸药不应。予以为此水泛为痰，用六味丸料及四君子汤各一剂稍愈，数剂而安。

一妊妇因怒，咳嗽吐痰，两胁作痛，此肝火伤肺金。以小柴胡汤加山栀、枳壳、白术、茯苓治之而愈。但欲作呕，此肝侮脾也，用六君子加柴胡、升麻而痊。

桔梗散 治风寒咳嗽，喘急不食。

天门冬去心，一钱　桑白皮　桔梗炒　紫苏五分　赤茯苓一钱　麻黄去节，三分　贝母　人参　甘草炒

上姜水煎。

马兜铃散 治咳嗽气喘。

马兜铃　苦梗　人参　甘草　贝母五分　陈皮去白　紫苏　大腹皮黑豆水浸洗　桑白皮一钱　五味五分

上姜水煎。

百合散 治咳嗽，胸膈烦闷。

川百合　紫菀　麦冬　苦梗　桑白皮五分　甘草三分
竹茹二分

上姜水煎。

子　烦

论曰：妊娠苦烦闷者，以四月受少阴君火以养精，六月受少阳相火以养气。若母心惊胆寒，多有是症。《产宝》云：是心肺虚热，或痰积于胸。若三月而烦者，但热而已。若痰饮而烦者，吐涎恶食。大凡停痰积饮，寒热搏吐，甚则胎动不安。

附治验

《薛案》：一妊妇烦热吐痰，恶食恶心，头晕，此脾虚风痰为患。用半夏白术天麻汤以补元气、祛风邪，渐愈，惟头晕未瘥，乃用补中益气汤加蔓荆子以升补阳气而愈。

竹叶汤　治子烦。

防风　黄芩炒　麦冬一钱　白茯苓二钱

上竹叶数片，水煎服。

人参散　治热乘心脾，烦热干渴。

人参　麦冬　赤茯苓　地骨皮　干葛　黄芩炒　犀角镑，钱　甘草五分

上水煎。

竹茹汤　治妊娠烦躁，或胎不安，淡竹茹一两，水煎服之。

益母丸　知母炒为末，枣肉丸弹子大。每服一丸，人参煎汤下。

分气饮　治脾胃虚弱，气血不和，胸膈不利，或痰气喘嗽，饮食少思。

陈皮　茯苓　半夏　桔梗炒　大腹皮　紫苏梗　枳壳麸炒　白术炒　山栀炒，一钱　甘草炙，五分

上姜枣水煎。

烦躁口干

足太阴脾之经，其气通于口。手少阴心之经，其气通于舌。若脏腑不调，气血不和，以致内热乘于心脾，津液消烁，故心烦口干也。与子烦大同小异，宜用益母丸。

附治验

《薛案》：一妊妇烦热，兼咽间作痛，用知母散加山栀，以清肺经而愈。后内热咳嗽，小便自遗，用补中益气加麦冬、山栀以补肺气，滋肾水而痊。

知母散　治烦躁闷乱口干。

知母　麦冬　黄芪炒　子芩炒　赤茯苓一钱　甘草

上水煎，入竹沥一合，更煎二沸而服。

人参黄芪散　治身热烦躁口干。

人参　黄芪炒　葛根　秦艽　赤茯苓　麦冬一钱　知母　甘草五分

上姜三片，竹叶二七片，水煎。

竹叶石膏汤

石膏—钱　半夏钱半　甘草　人参—钱　麦冬　竹叶
五分

上姜水煎服。

卷十 妊娠门

中 风

论曰：四时八方之气为风也，常以冬至之日候之。若从其乡来者，长养万物，否则名为虚邪，贼害万物。体虚中之，客于皮肤，则顽痹不仁，入于筋脉则挛急㖞僻。若兼湿热，则弛纵痿软。若入脏腑，气随所伤经络，而为诸病。妊娠中之，必早治，庶免堕胎之患。《病机机要》云：风本为热，热胜则风动，宜以静胜其燥，是亦养血也。治法须少汗，亦宜少下。多汗则虚其卫，多下则损其荣。虽有汗下之戒，而有中脏中腑之分。中腑者，多着四肢，则脉浮恶寒，拘急不仁；中脏者多着九窍，则唇缓失喑，耳聋，鼻塞，目瞀，便秘。中腑者宜汗之，中脏者宜下之。表里已和，宜治在经，当以大药养之。此中风之要法。妊妇患之，亦当以此施治，而佐以安胎之药，仍参杂症门中风卷主治。

附治验

云溪尝治一阮姓妇，年二十三岁怀妊七月，忽仆地吐涎沫，口不能言，四肢痿软，身热口干，形体倦怠，诊得左寸关浮弦有力，脉兼六至。余曰：此郁怒伤肝，木乘脾土以致血燥生风，口不能言是中脏也，四肢痿软是中腑也。遂处方以小柴胡加生地黄、半夏、丹皮、焦栀数剂，语颇清亮，惟左边麻痹不仁，更与加味逍遥散加半夏，三十剂而痊。

防风散　治妊娠中风，卒倒口噤肢强，或痰气上升。

防风　桑寄生　葛根五分　家菊花　细辛　防己　秦艽　当归　桂心　茯神　甘草　羚羊角镑，三分

上水煎，入竹沥半合服。

白术酒　治妊娠中风，口噤不语。

白术一两半　独活一两　黑豆一合，炒

上酒煎，四分服，灌之，得汗即愈。治妊娠中风，排风汤、续命汤、参苏饮、引风汤皆可选用。

风　痉

论曰：妊娠体虚受风，而伤足太阳经，遇风寒相搏，则口噤，背强，甚则腰反张，名之曰痉。须臾自醒，良久复作。又名子痫、子冒，当察其因而治之。

附治验

《薛案》：一妊妇出汗口噤，腰背反张，时作时止，此怒动肝火也。用加味逍遥散渐愈，又用钓藤散而止，更以四君加钓藤、山栀、柴胡而安。

一妊妇因怒，忽仆地，良久而苏，吐痰发搐，口噤项强，用羚羊角散渐愈，更用钓藤散治痉，又用归脾汤而安。

羚羊角散　治妊娠冒闷，角弓反张，名曰子痫风痉。

羚羊角镑　独活　酸枣仁炒　五加皮　薏苡仁炒　防风　当归酒浸　川芎　茯神去木　杏仁去皮尖，五分　木香　甘草炙，二分

上姜水煎。

瘈疭抽搐

瘈者，筋脉急而缩也；疭者，筋脉缓而伸也。一缩一伸，手足相引，搐搦不已，大抵与婴孩发搐相似，谓之瘈疭也。此症多属风，盖风主摇动。骆龙吉云：心主脉，肝主筋，心属火，肝属木，火主热，木主风，风火相炽，则为瘈疭也。治法若因风热，用钓藤汤加柴胡、山栀、黄芩、白术，以平肝木，降心火，养气血。若风痰上涌，加竹沥、南星、半夏。若风邪急搐，加全蝎、僵蚕。亏损气血，用八珍汤，加钓藤、山栀为主。若无力抽搐，戴眼反折，汗出如珠者，肝气绝也，皆不治。

附治验

《薛案》：一妊妇四肢不能伸，服祛风燥湿之剂，遗屎痰甚，四肢抽搐。余谓肝火血燥，用八珍汤加炒黑黄芩为主，佐以钓藤汤而安。后因怒，前症复作，小便下血，寒热少寐，饮食少思，用钓藤散加山栀、柴胡而血止；用加味逍遥散，寒热退而得寐；用六君子加白芍、钓藤，饮食进而渐安。

上症惟八珍汤、六君子汤加钓藤、胆星，或补中益气

加茯苓、半夏、生地、黄芩主治。

伤　寒

夫时令严寒，体虚所伤，即成伤寒。轻者洒淅恶寒，翕翕发热，微咳鼻塞，数日而愈。重者头疼体痛，寒热交作。久而不愈者，多致伤胎也。凡妇人伤寒，六经治例皆同。有怀妊者，则以安胎为主，药中有犯胎者，则不可用也。王海藏皆以四物为君，养血安胎，余同伤寒例分症而治。

加减四物汤

当归　川芎　白芍炒　熟地

上每服二两，水煎，日二三服。

治头痛身热，无汗脉紧，太阳经病加麻黄、细辛各三钱。

治表虚自汗，身热恶寒，头痛项强，脉浮而弱，加桂枝、地骨皮各五钱。

治中风湿气，肢节烦痛，头痛身热，脉浮，加防风、苍术各五钱。

治下后过经不愈，湿毒发斑如锦纹者，加升麻、连翘各五钱。

治胸胁满痛，而脉弦，少阳经症加柴胡、黄芩各五钱。

治大便秘，小便赤，气满而脉沉数，太阳阳明本病也。急下之，加大黄五钱、桃仁十枚麸炒_{大黄、桃仁妊娠所}忌。然伤寒间有用之者，谓药病相当也。经曰：妇人重身毒之何如？岐伯曰：有故无殒亦无殒也。此之谓与。

治汗下后咳嗽不止，加人参、五味各五钱。

治伤寒后虚痞胀满，阳明本虚者，加厚朴、枳实麸炒各三钱。

治伤寒汗下后不得眠，加栀子、黄芩各五钱。

治伤寒大渴而烦，脉长而大，加石膏、知母各五钱。

治伤寒小便不利，太阳本病加茯苓、泽泻各五钱。

治伤寒汗下后血漏不止，损动胎气者，加阿胶、艾叶各五钱。

治伤寒四肢拘急，身凉微汗，腹中痛，脉沉迟者，少阴病也。加附子、肉桂各五钱。

治伤寒蓄血症加生地、大黄各五钱歌曰：妇人妊娠若蓄血，抵当桃仁莫妄施，要教母子俱无损，大黄四物对分之。

麦门冬汤　治伤寒壮热，呕逆头疼，胎气不安。

人参　石膏钱半　前胡　黄芩五分　葛根　麦冬一钱

上姜、枣、竹茹一分，用水煎服。

栀子大青汤　治发斑变黑，尿便血。

升麻　栀子一钱　大青　杏仁　黄芩一钱

上用葱白三寸，水煎服。

白术汤　治伤寒烦热，头痛胎动，或时吐逆不食。

白术　橘红　麦冬　人参　前胡　赤茯苓　川芎　甘

草 半夏五分

上用生姜、竹茹一分，水煎服。

时行瘟疫

论曰：四季之间，非其时而有其气，谓春寒、夏冷、秋热、冬暖之不正也。所感者不拘长少，或则一邑，或则一家，其症相类，故曰时气，又曰瘟疫。妊娠患之，重者多致伤胎。切不可作伤寒症治而大汗大下，但当从乎中，而用少阳阳明二药加减和治，殊为稳当。

秦艽散 治时疫五六日不得汗，口干饮水，狂言呕逆。

秦艽 柴胡 石膏 犀角镑 赤茯苓 前胡 甘草 葛根 升麻 黄芩

上用淡竹茹引水煎服。

达原饮 治时行瘟疫。

槟榔 厚朴 陈皮 知母 草果仁 当归 黄芩二钱 甘草一钱

上竹叶为引，水煎，如头疼项强加羌活、防风；胁胀、口苦加柴胡；发渴、口干加葛根；大便秘涩加大黄。

治疫消斑饮 瘟疫本属阳，误投热药，或当汗不汗，当下不下，以致浑身疹子如锦纹之状，不可发汗，重令开泄。

柴胡一钱，有汗五分 元参 黄连 知母 生地 山栀

炒　犀角　青黛一钱　石膏煅，二钱　甘草五分

上姜引煎服，如大便实，加大黄二钱。

大黄饮　治时疫六七日，大小便秘涩。

大黄微炒　石膏一两　知母　赤茯苓五钱　栀子　甘草
黄芩半两

上每服半两，生地黄一分，煎服。

芦根汤

治热病头疼，心烦呕吐。

知母四两　青竹茹三两

上每服五钱，生芦根一握，糯米一撮，水煎。

栀子五物汤　治妊妇时疫，壮热头疼。

栀子　前胡　知母二两　黄芩一两　石膏四两

上每服五钱，水煎。

治妊娠时疫，发斑忽黑，小便如血，胎欲落。

栀子五钱　升麻二钱　青黛一两　生地一两　石膏　黄
芩一两　葱白七根

上水煎，分三服，忌热物。

热病胎死

论曰：热病以致胎死，不能出者，当视产母。若面赤
舌青，知其子死；面青舌赤，知母死子生；唇青吐沫，子
母俱死。若双胎，或一死一活，当补助产母，使其胎自
下。果一胎已死者，用平胃散、朴硝、水银下之，最为稳

当，庶不并伤生者。

一方 胎死用红花酒煮汁，饮二三碗。

又方 伏龙肝为末，温酒调下二钱，白汤亦可。

又方 朴硝末，童便和，热酒调下三钱，立出。

疟 疾

经曰：皮肤之外，肠胃之内，气血之所舍也。气属阳，风暑阳邪而中于气；血属阴，寒水阴邪而中于血。先中阳邪，后中阴邪，则先寒后热；先中阴邪，后中阳邪，则先热后寒。阳邪多则热多，渴而有汗；阴邪多则寒多而汗少。气血受邪而居于其舍，悍卫之气运行不息，不受邪也。日行阳二十五度，夜行阴二十五度，每一刻则周身一度，行与邪遇，则邪壅遏其道路，故与相搏而疟作也。搏则一胜一负，负则不与之搏而悍卫无碍，故疟止矣。夫邪之盛衰，因气血之盛衰，气血盛，邪亦盛，气血衰，邪亦衰，久则气血衰，或静养二三日，气血复盛而邪亦盛，悍卫行与之遇，又复相抗而疟。其三日一发，非入于脏也。由气血盛衰而然，非若伤寒之传经也。盖邪之所凑，其气必虚。气血未补，终未至于强健，强健邪无容留矣。经曰：邪正不两立，是也。妊娠而发，多伤于胎。主治之法，无汗要有汗，散邪为主，有汗要无汗，补正为主。于补正散邪而复佐以安胎之药，斯无误矣。

附治验

《薛案》：一妇人因怒患疟，举发无期，久而不已，胸腹不利，饮食少思，吞酸吐痰。用六君子加柴胡、山栀，二十余剂，寻愈。但晡热少食，又用四君子加柴胡、升麻为主，佐以逍遥散而痊。

一妊妇疟久不已，嗳气下气，胸腹膨胀，食少欲呕，便血少寐。此属肝脾郁怒，用归脾汤加柴胡、山栀渐愈，又用六君子加柴胡、山栀、升麻而愈。

一妊妇患疟已愈，但寒热少食，头痛，晡热内热。此脾虚血弱也，用补中益气加蔓荆子，头痛顿止，又用六君子加芎、归，饮食顿进，再用逍遥加参、术而寒热愈。

倪涵初治疟奇效三方　疟之为害，南人患之北人尤甚，弱者患之强者尤甚。虽不至遽伤夫命，然不治则发无已时，治之不得其道，则恶邪内伏，正气日虚，久而久之，遂不可药。予所定三方甚为平易无奇，绝不入常山、草果等劫剂，且不必分阳疟阴疟，一日、二日、三日及非时疟。人无老幼，病无久近，此三方不用加减，惟按次第服之，无不应手而愈也。

第一方

陈皮　半夏姜制　白茯苓　威灵仙一钱　苍术米泔浸，炒　厚朴姜制　柴胡八分　青皮　槟榔六分　炙甘草三分

上加姜三片，井水、河水各一钟，煎九分，饿时服，渣再煎服。如头痛加白芷一钱。此方平胃消痰，有疏导开先之

功。受病轻者，二剂即愈，勿再药可也。若三剂后病势虽减而不全愈，必用第二方，少则三剂，多则五剂而已。

第二方

何首乌生用，三钱　陈皮　柴胡　白茯苓　黄芩八分白术一钱，炒　威灵仙　当归一钱　鳖甲醋炙，研粉　知母二钱　炙甘草三分

上加姜三片，井水、河水各一钟，煎八分，加无灰酒五分，再煎一滚，空心服。二煎、三煎并服。

此方妙在补泻互用，虚实得宜。不用人参、黄芪，屏去常山、草果，平平无奇却有神效。即极弱之人，缠绵极重者，十剂后立有起色，立奏万全。所云：加减一二即不灵应，正此方也。

第三方　人参　当归　白术炒　知母　麦芽一钱　黄芪炙，一钱二分　陈皮　柴胡　青蒿子八分　甘草炙，三分升麻四分　何首乌二钱

上加姜一片，枣一枚，水二钟，煎八分半，饿时服。用三五剂，元气充实，永不发矣。

秘传截疟神效方　诸疟发过三五次之后，表里皆清，宜用截法。倘已清，不截则正衰邪盛而难治也。密陀僧一味研细末，大人七分，小儿量之，冷烧酒调，南面服之，一服不愈，再服即止。戒鸡、鱼、豆腐、面食、热粥、热物。

清脾汤　治妊妇疟疾，寒少热多，或但热不寒，口苦舌干，大便秘涩，不进饮食，脉弦数者。

青皮　厚朴姜制　白术炒　草果　茯苓　半夏炒　黄芩
柴胡　甘草炙，五分

上用姜水煎。

桂枝羌活汤　治疟处暑以前，头痛脉浮，恶风有汗。

桂枝　羌活　防风　甘草钱半

上水煎，发服。吐加半夏曲。

麻黄羌活汤　治症同前，但恶寒无汗。

麻黄去节　羌活　防风　甘草半两

上如前服，加法同二方。太阳经药也。

桂枝石膏汤　治疟疾隔日，先寒后热，寒少热多。

桂枝半两　石膏两半　知母两半　黄芩一两

上分三服，水煎，此太阳、阳明经药也。隔日发者，
邪气所舍深者也。

麻黄黄芩汤　治疟疾如前症而夜发者。

麻黄五钱，去节　甘草炙，三钱　柴胡四钱　黄芩五钱
制半夏二钱

上依前服。

霍　乱

夫饮食过度，触冒风冷，阴阳不和，清浊相干，谓之
霍乱。其间或先吐，或腹痛吐利，是因于热也。若头痛体
疼发热，是挟风邪也。若风折皮肤，则气不宣通，而风热
上冲为头痛。若风入肠胃，则泄利呕吐，甚则手足逆冷，

此阳气暴竭，谓之四逆。妊娠患之，多致伤胎。

附治验

《薛案》：一妊妇霍乱已止，但不进饮食，口内味酸，泛行消导宽中。余曰：此胃气伤而虚热也，当用四君子汤。彼不信，乃服人参养胃汤。呕吐酸水，其胎不安，是药复伤也。仍与四君子汤，俾煎熟，令患者先嗅其药气，不作呕则呷少许，恐复呕则胎为钓动也。如是旬余而愈。

人参散　治脾胃虚寒，霍乱吐泻，心烦腹痛，饮食不入。

人参　厚朴姜制　橘红一钱　当归　干姜炮　甘草炙，五分

上用枣水煎服。

人参白术散　治脾胃虚弱吐泻，或吐泻作渴不食。

白术　茯苓　人参　甘草炒　木香　藿香五分　干葛一钱

上用水煎服。吐甚加生姜汁频服之。

缩脾饮　解伏热，除烦渴，消暑毒，止吐泻，宜沉冷频服。

草果仁四两　乌梅肉三两　甘草炒，三两半

上每服半两，用姜十片水煎。

木瓜煎　治吐泻转筋闷绝。

吴茱萸汤泡七次　生姜切一分　木瓜木刀切，两片

上每服二三钱，用水煎。

卷十一　妊娠门

子　淋[①]

妊娠小便淋者，乃肾与膀胱虚热，不能制水。然妊妇胞系于肾，肾间虚热而成斯症，甚者心烦闷乱，名曰子淋。主治之法，若肝经虚热，用加味逍遥散。若肺气虚而短少，用补中益气加山药、麦门。若阴挺痿痹而频数，用地黄丸。若热结膀胱而不利，用五淋散。若膀胱阴虚，阳无所生，用滋肾丸。若膀胱阳虚，阴无所化，用肾气丸。

治验

《薛案》：一妇人每怒，发热胁胀，小便淋涩，如遇经行，旬余未已。受胎三月，因怒前症复作。朝用加味逍遥散，夕用安胎饮，各二剂而安。五月又怒，复下血如经行，四日未止，仍用前药而愈。

一妊娠饮食后因恼怒，寒热呕吐，头痛恶寒，胸腹胀痛，大便不实，其面青色，小便频数，时或有血，服安胎止血之剂，益甚。余曰：寒热呕吐而腹胀，此肝木克脾土而元气伤也。大便不实而面青，此饮食伤脾兼肝侮土也。小便频数而有血，此肝热传胞而兼挺痿也。用六君子加枳

---

① 子淋：原无标题，据原目录补。

壳、紫苏、山栀，二剂脾胃顿醒。又用加味逍遥散加紫苏、枳壳，二剂小便顿清。后节饮食调理而安。

地肤大黄汤 治子淋。

大黄炒 地肤草三两 知母 黄芩炒 猪苓 赤芍 通草 升麻 枳实炒 甘草二两

上每四五钱，水煎服。

安荣散 治子淋甚妙。

麦冬去心 通草 滑石 当归 灯心 甘草 人参 细辛五分

上水煎服。

治小便淋痛，心烦闷乱

瞿麦穗 赤茯苓 桑白皮 木通 葵子一钱 黄芩炒 芍药 枳壳 车前子炒，五分

上水煎服。

治子淋小便涩痛

冬葵子 滑石 木通等分

上每服四五钱，葱白七寸，水煎。

遗 尿

妊娠尿出不知，用白薇、芍药为末，酒调下。或白矾、牡蛎为末，酒调二钱。或鸡毛灰末，酒服一匕①，或

---

① 匕：原作“七”，据文义改。

炙桑螵蛸、益智仁为末，米饮下。若脬中有热，宜用加味逍遥散。若脾肺气虚，宜用补中益气加益智。若肝肾阴虚，宜用六味丸。

治验

《薛案》：一妊妇遗尿内热，肝脉洪数，按之微弱，或两太阳作痛，胁肋作胀。余以为肝火血虚，用加味逍遥散、六味地黄丸，寻愈。后又寒热，或发热，或恚怒，前症仍作，用八珍散、逍遥散兼服，以清肝火、养肝血而痊。

尿　血

妊娠尿血，内热乘于血分，以致血热流渗于脬，名妊娠血淋。用葵子一升，研细，水五升，煮二升，分三服。或生艾叶一斤，酒五升，煮二升，分三服。或生地黄一斤，酒四升，煮二升，分三服。亦治落产后下血。

治验

《薛案》：一妊妇因怒尿血，内热作渴，寒热往来，胸乳间作胀，饮食少思，肝脉弦弱，此肝经血虚而热也。用加味逍遥散、六味地黄丸，兼服渐愈，又用八珍汤加柴胡、丹皮、山栀而痊。

续断汤　治妊娠下血及尿血。

当归　生地一两　续断半两　赤芍半两

上为末，每服二钱，空心用葱白煎汤调下。

治妊娠尿血

阿胶炒为末，四两　熟地黄用生者四两，酒拌蒸熟，杵膏

上和丸桐子大。每服七八十丸，空心粥饮下。

五苓散去桂，加阿胶，炒，同为粗末　每四钱，用车前子、白茅根水煎，温服。

胎水肿满

《产孔集》云：妊娠三月，足肿至于腿出水，饮食不甘，似水肿，谓之子气。至分娩方消者，此脾胃气虚，或冲任经有血风。《名医录》云：宋少主元徽，与徐文伯微行学针法，文伯见一妊妇足肿，脉之。少主曰：此女形也。文伯曰：此鬼胎也，在左而黑。遂用针，胎下果然。亦有脾虚，水气流溢，或因泻痢脏腑虚寒，或因疟疾，饮水脾虚湿渍，或因水渍于胞，不能分利，皆腿足肚腹肿症也。

治验

《薛案》：一妊娠每胎至五月，肢体倦怠，饮食无味，先两足肿，渐至遍身，后及头面。此是脾肺气虚，朝用补中益气，夕用六君子加苏梗而愈。凡治妊娠，母①泥月数，但见某经症，即用本药为善。

---

①　母：据文义，当作"毋"。

天仙藤散　治有水气而成胎，以致两腿足浮肿。

天仙藤洗，略炒　香附子炒　陈皮　甘草　乌药软白者、辣者良，五分

上每服五钱，生姜、木瓜、苏叶各三片，水煎，日三服。

泽泻散　治妊娠遍身浮肿，上气喘息，大便不通，小便赤涩。

泽泻　桑白皮炒　木通　枳壳麸炒　槟榔　赤茯苓五分
上姜水煎服。

千金鲤鱼汤　治妊娠腹大，胎间有水气。

白术五两　茯苓四两　当归　芍药三两

上先以小鲤鱼一头，如食法煮取汁，每汁二盏，入药五钱，姜七片，橘皮少许，煎七分，空心服。

五皮散　治胎水肿满。

大腹皮　桑白皮炒　生姜皮　茯苓皮　橘皮一钱　木香二分

上水煎服。

全生白术散　治妊娠面目浮虚，四肢肿如水气，名曰胎气，名曰胎肿。

白术一两　生姜皮　大腹皮　陈皮　白茯苓半两
上为末，每服二钱，米饮。

鬼　胎

夫人脏腑调和，则血气充实，精神健①旺。若荣卫虚，精神衰弱，妖魅之类乘之，亦如怀妊之状，名曰鬼胎。多因七情脾肺亏损，气血虚弱，行失常道，冲任乖违，而致之者，乃元气不足，病气有余也。若见经候不调，就行调补，庶无是症。法以补元气为主，而佐以雄黄丸之类行散之。

治验

《薛案》：一妇人经闭八月，肚腹渐大，面色或青或黄，用胎症之药不应。余诊视之，曰：面青脉涩，寒热往来，肝经血病也。面黄腹大，少食体倦，脾经血病也。此郁怒伤脾肝之症，非胎也。不信，仍用治胎散之类，不验。余用加味归脾、逍遥二药，各二十余剂，诸症稍愈。彼欲速效，别服通经丸，一服下血昏愦，自汗恶寒，手足俱冷，呕吐不食。余用人参、炮姜二剂渐愈，又用十全大补汤五十余剂而安。

雄黄丸　治鬼胎瘀血腹痛。

雄黄　鬼臼去毛　莽草　丹砂研　巴豆去油皮　獭肝炙黄，半两　蜥蜴一枚，炙黄　蜈蚣一条，炙黄

上为末，蜜丸桐子大。每服二丸，空心温酒下，日二服。或下如蛇虫之类，其病乃除。

---

① 健：古同"健"。

治鬼胎及血气痛不可忍

斑蝥去头足翅，制　延胡索炒，等分

上为末，以温酒调下五分，以下秽物为度。

声音不出

孕妇不语，不须服药，临产月但服保生丸、四物汤，产下便语。黄帝问曰：人有重身，九月而暗，何也？岐伯曰：胞络系于肾，肾脉贯系舌本，故不能言。十月分娩后，自为之言也。人有患此，当调摄以需之，不必惊畏而泛用药也。

脏躁悲伤

许学士云：一妇无故数次悲泣，是为脏躁，用大枣汤而愈。又程虎卿内，妊娠五月，惨戚悲伤，亦投大枣汤而愈。

治验

《薛案》：一妊妇无故自悲，用大枣汤二剂而愈。后复患，又用前汤，佐以四君子加山栀而安。

一妊娠悲哀烦躁，其夫询之云：我无故，但自欲悲耳。用淡竹茹汤为主，佐以八珍汤而安。

大枣汤

甘草三两　小麦三两　大枣十枚

上水六钟，煎三钟，分三服。亦补脾气。

淡竹茹汤　治妊娠心虚惊悸，脏躁悲伤，或作虚烦。

麦冬去心　小麦　半夏汤泡，五分　人参　白茯苓十分
甘草五分

上姜枣并竹茹少许，水煎。

治胎脏躁悲哭　用红枣烧存性，米饮调下。

临月滑胎法

神寝丸　临月服之甚效。

枳壳麸炒，一两　通明乳香半两，另研

上炼蜜丸梧子大。每服三十丸，空心温酒下。

榆白皮散　治滑胎易生。

榆白皮　甘草二两　葵子一两

上为末，每服五钱，水煎。

保气散　治宽气进食，瘦胎易产，或居处失宜，顿仆
胎动。若胎痛胎漏，兼服佛手散。

香附四两　山药二两　砂仁一两　木香四两　粉草一两
益智　紫苏叶半两

上为末，每服二钱，白汤调下。

保产无忧汤　治妊娠身居安逸，口厌甘肥，忧乐不
常，食物不节，致胞胎肥厚，根蒂坚牢，入月服之，则易
生矣。

当归　川芎　白芍　枳壳麸炒　乳香三钱　木香　甘草
血余即发灰，以獖猪心血和之，钱半

上为末，每三钱水煎，日二服，神效。

卷十二 产难门

产难方论

妇人以血为主，惟气顺则血和，胎安则产顺。若过于安逸，以致气滞而胎不转动，或为交媾，使精血聚于胞中，皆致产难。若腹或痛或止，名曰弄胎，稳婆不悟，入手试水，致胞破浆干，儿难转身，亦难生矣。凡产值候痛极，儿逼产门，方可坐草。时当盛暑，倘或血运血溢，当饮清水解之。冬末春初，产室用火和暖下部，衣服尤当温厚，方免胎寒血结。若临月洗头濯足，亦致产难。

杨子建《十产论》

凡生产先知此十证，庶免子母之命折于无辜也。世之收生者，少有精良妙手，多致倾命，予因伤痛而备言之。

一曰正产

正产者，言怀胎十月，阴阳气足，忽然作阵疼痛，胎至谷道，浆破血下，儿即正产。

二曰伤产

伤产者，言怀胎未足月，有所伤动，以致忽然脐腹疼痛，或服催药过早，或产母弩力太早，逼儿错路，不能正生。凡分娩须待儿身转顺，头对产门，努力一送，儿即正生。

三曰催生

催生者，言欲产时，儿头至产门，方服药催之。或经日久，产母困倦难生，宜服药以助其血气，令儿速生。

四曰冻产

冻产者，言天气寒冷，产母血气迟滞，儿不能速生。故衣裳宜厚，产室宜暖，背心亦宜温和，庶儿易生。

五曰热产

热产者，言盛暑之月，产妇当温凉得宜。热甚，产母则头疼，面赤昏晕。若产室人众，热气蒸逼，亦致前患，名曰血晕。若夏月风凉阴雨，亦当谨遵。

六曰横产

横产者，言儿方转身，产母用力逼之故也。凡产母当令安然仰卧，稳婆先推儿身顺直，头对产门，以中指探其肩，不令脐带羁扳，方用药催之，继以产母努力，儿即生。

七曰倒产

倒产者，言儿未能转身，产母努力故也。当令产母仰卧，稳婆推入，候儿自顺。若良久不生，令稳婆手入产户，一边拨儿转顺近产门，却服催药，并努力即下。

八曰偏产

偏产者，言儿回身未顺生路，产母努力，逼儿头偏一边，产虽露顶，非也，乃额角耳。当令产母仰卧，稳婆轻手正其头向产门，却令产母努力，子即下。若儿顶后骨偏拄谷道露额，令稳婆以绵衣炙暖，裹手于谷道外傍，轻手推正，令产母努力，儿即生。

九曰碍产

碍产者，言儿身已顺，门路已正，儿头已露，因儿转身，脐带绊其肩，以致不能生。令产母仰卧，稳婆轻推儿向上，以中指按儿肩，脱脐带，仍令儿身正顺，产母努力，儿即生。

十曰坐产

坐产者，言儿之欲生，当从高处牢系手巾一条，令产母以手攀之，轻轻屈坐，令儿生下，不可坐，砥儿生路。

十一曰盘肠产

赵都运恭人，每临产则子肠先出，然后产子，其肠不收，名曰盘肠。稳婆以醋水各半盏，默然噀①产妇面背才收，不可不知。

前症古方以草麻子仁四十九粒，研涂产母头顶，肠收上即洗去。其肠若干，以磨刀水少许温润之，再用磁石煎

---

① 噀（xùn 逊）：指将水含在口中喷出去。

汤服之，即收上。磁石须阴阳家用有验者。若以水噀母面背，恐惊则气散。

又方 大纸捻，以麻油润灯，吹灭，以烟熏产妇鼻中，肠即上。

又方 肠出，盛以洁净漆器，浓煎黄芪汤浸之，肠即上。

催生柞木饮子 治产难，或胎烂腹中，腹闷，其效如神。

生柞木一尺，锉　甘草大者五寸，锉五段

上用水三钟，纸封罐口，煎一钟半，候胎顺产门，徐徐温服，即时分娩，更无诸苦。切不可早于坐草，及稳婆下手催逼。

催生如神散 治逆产横生，其功甚大。

百草霜 白芷不见火，各为末，等分

上每服三钱，至胎顺产门，以童便、米醋和如膏，加沸汤调下，或童便酒煎，进二服。然血得黑则止，此药大能固血，又免血干，甚妙。

如圣散 用黄蜀葵花焙为末，热汤调下二钱，若漏血，胎胞干涩难产，并进三服即产。如无花，用葵子末二钱，调温酒服，尤妙。若打扑胎死，红花酒调下。

显生丹 治症同上。

兔脑髓去膜，研膏　明乳香一两，研　母丁香末，一两

麝香一钱，研

上以兔脑髓丸鸡头大，阴干。每服一丸，温水下。男左女右，手握出。兔脑，腊月者尤佳。

又方 用伏龙肝研末，每服一钱酒调下，儿头戴土而下。

神妙乳砂丹 用明乳香为末，以猪心血丸桐子大，朱砂为衣，阴干。每服二丸，嚼碎冷酒下，良久未生再服。胎死不下，用朴硝五钱，滚汤调下。或平胃散一服。胞衣未下，酒水服一丸。横逆不顺，先用如神散。产门不开，用加味芎归汤。

交骨不开产门不闭

交骨不开，产门不闭，皆由元气素弱，胎前失于调摄，以致血气不能运达而然也。交骨不开，阴气虚也，用加味芎归汤、补中益气汤。产门不闭，气血虚也，用十全大补汤。

附治验

《薛案》：地官李孟卿，娶三十五岁女为继室，妊娠虑其难产，索加味芎归汤四剂备用。果产门不开，止服一剂，顿然分娩。

一妇人分娩最易，至四十妊娠，下血甚多，产门不开，与前汤一剂，又以无忧散斤许，煎熟，时时饮之，以助其血而产。

一产妇阴门不开，发热恶寒，用十全大补汤加五味，数剂而寒热退；又用补中益气加五味，数剂而阴户敛。若初产肿胀，或㿏痛而不闭者，用加味逍遥散。若肿既消而不闭者，用补中益气汤，切忌寒凉之剂。

一产妇阴门不闭，小便淋沥，腹内一物，攻动胁下，或胀或痛，用加味逍遥散加车前子而痊。

一妇人子宫肿大，二日方入，损落一片，殊类猪肝，面黄体倦，饮食无味，内热晡热，自汗盗汗。用十全大补汤二十余剂，诸症悉愈，仍复生育。

加味芎归汤　治交骨不开，不能生产。

川芎　当归一两　自死龟板一个，酥炙　妇人头发一握，烧存性

上为末，每服五钱，水煎服。约人行五里，即生。如胎死不下者，亦下灼过龟板亦可。

胜金散

麝香末，一钱　豆豉一两

上每服一钱，用秤锤烧赤，酒淬下，催生如神散亦可用。

胎死腹中

产难子死腹中，多因惊动太早，或触犯禁忌，其血先下，胎干涸而然也。须验产母舌，若青黑，其胎死矣，当下之。故产室坐卧，须顺四时方向，并遵五行避忌则吉。

附治验

《薛案》：一稳婆之女，勤苦负重，妊娠腹中阴冷重

坠，口中甚秽。余意其胎已死，令视其舌青黑，与朴硝半两许服之，化下秽水而安。

一妇人胎死，服朴硝，下秽水，肢体倦怠，气息奄奄，用四君子为主，佐以四物、姜、桂而痊。

一方 以利斧煅赤，置酒中，待温饮之，其子便下。

又方 朴硝三钱，温童便调下。猫、犬、牛畜用之皆验。

又方 平胃散五钱，酒水各一盏，煎至一盏，投朴硝五钱，再煎三五沸，温服，其胎即化水而出。

《宝庆方》云：凡欲断脐带，先以系物坠下，后可断之，否则胞衣上即冲心而死。

生死脉诀

欲产之妇脉离经。

《难经》云：一呼三至曰离经，此是阳加于阴一倍也。一呼一至亦曰离经，此是阴加于阳四倍也。

沉细而滑也同名。

临产之妇，脉见沉细而滑者，乃肾脏本脉之形。然肾系胞胎，见此脉者，亦与离经之脉同名也。

夜半觉痛应分诞，来日日午定知生。

若妊娠夜半时觉腹痛，定知来日午时当分娩也。

身中体热寒又频，舌下之脉黑复青，反舌上冷子当死，腹中须遣子归冥。

凡妊妇身有沉重者，胃气绝也。又体热寒栗头并者，主气衰阴气盛也。若舌卷，下脉青黑色也，及舌反卷上，冰冷不温者，子母俱死之候。

面赤舌青细寻看，母活子死定应难。

凡妊妇面色赤，是荣气流通，母活之候。舌上青色，是妊脉络绝，胎死之候。

唇口俱青沫又出，子母俱死总高判。

若妊妇唇口俱青色者，荣卫气绝也。又口中吐出痰沫者，是脾胃之气俱绝。此是子母俱死之候也。

面青舌青沫出频，母死子活是知真，不信若能看应验，寻之贤哲不虚陈。

凡妊妇面与舌皆青色，又吐痰沫者，是产妇荣卫俱绝，胎气冲上之候。此是子活母死之候，产下子，母必死也。

新产之脉缓滑吉，实大弦急死来侵。

凡妇人新产后，其脉来缓滑者，为气血通利调和，是安吉之兆也。若见牢大弦急之脉则凶，必死之脉也。

若得沉重小者吉，忽若坚牢命不停。

若妇产后，诊得沉重微小者，此是形虚相应，故云吉兆之脉。忽然诊得坚硬牢实之脉，是脉盛形衰相反，性命不可停留，必死也。

寸口涩疾不调死。

若产后寸口脉涩疾，大小不调匀者，此是血气衰绝之脉，故云死也。

沉细附骨不绝生。

若重手按之乃得，其脉沉细，附着于骨，不断绝，有力者，此生活之兆也。

审看此候分明记，长须念此向心经。

卷十三　产后门

产后将护法

妇人产毕，饮热童便一盏，闭目少坐，上床倚高，立膝仰卧，不时①唤醒，及以醋涂鼻，或用醋炭及烧漆器，更以手从心擀至脐下，使恶露不滞，如此三日，以防血晕血逆。酒虽行血，亦不可多，恐引血入四肢，且能昏晕，宜频食白粥少许。初产时，不可问是男女，恐因言语而泄气，或以爱憎而动气，皆能致病。不可独宿，恐致虚惊。不可刮舌，恐伤心气。不可刷齿，恐致血逆。须血气平复，方可治事。犯时微若秋毫，成病重如山岳，可不戒哉。

胞衣不出

郭稽忠曰：胎衣不下者，因气力疲惫，不能努②出，或血入衣中，胀大而不能下，以致心胸胀痛，喘息。速服夺命丹，血散胀消，其衣自下。牛膝散亦效。

---

① 时：原作"待"，据《校注妇人良方·卷十八·产后门·胞衣不出论第四》改。
② 努：原作"挐"，据《校注妇人良方·卷十八·产后门·胞衣不出论第四》改。

附治验

《薛案》：一妇人，胞衣不出，胸腹胀痛，手不敢近，用滚酒下失笑散一剂，恶露、胎衣并下。

一产妇胎衣不出，腹作痛，手按痛稍缓，此气虚而不能送出也，用无忧散而下。前症常询诸稳婆云：宜服益母草丸，或就以产妇头发，入口作呕，衣自出。其胎衣不出必死，授与前法甚效。

花蕊石散 治产后败血不尽，血迷血晕，腹中胎衣不下至死。心头暖者，急用一服，化水即出，其效如神。

花蕊石一斤　上色硫黄四两

上和匀，先用纸泥封固瓦罐一个，入二味，仍封固，阴干。如急用，以焙笼内炙干，用炭煅赤，去火，次日取出细研。每服一钱，童便热酒下。

牛膝散 治胎衣不出，腹中胀痛。急服此药，腐化而下，缓则不救。

牛膝　川芎　朴硝　蒲黄三两　当归一两五钱　桂心五钱

上每服五钱，姜三片，生地一钱，水煎。

又方 用蓖麻子仁研烂，涂足心，即洗去。

又方 用红花一两，酒煮浓汁服。

又方 用鹿角镑，三钱为末，煮葱白汤调服。

又方 用浸苎水浓煮，温饮二碗，立下。

产后血晕

产后血晕，乃血入肝经，甚至眼花昏闷，用黑神散主之。下血过多，用清魂散补之，或以醋汤细饮。或预烧秤锤以醋沃之，或酽醋涂口鼻，或烧漆器熏之，使产母鼻吸其气，庶无此患。

附治验

《薛案》：一妊妇，因产饮酒，恶露甚多，患血晕，口出酒气。此血得酒热而妄行，虚而作晕也。以佛手散加煨甘葛二钱，一剂而痊。酒性慓悍，入月及产后不宜饮，恐致前症。产室人众，气热喧嚷，亦致此症。

夺命丹　治血晕腹痛，没药、血竭末等分，每服二钱，热童便、热酒下。

清魂散　治产后气血暴损，虚火妄动，血随火上，以致心神昏乱，口噤眼花，甚至闷绝而苏。

泽兰叶　人参一钱　荆芥三钱　川芎一钱

上各另为末，和匀，每服一二钱，热汤和酒调灌之。

一方　五灵脂末，半生半炒，每服二钱，温酒灌入喉即愈。

一方　韭菜切，入瓶内，注热醋，以瓶口对鼻，气入即醒。

一方　用红花末五钱，酒调服。

一方　半夏为末，丸豆大，入鼻中即醒。亦疗五绝。

又方 松烟墨二钱，烧赤，窨灭为末，温酒调半匕①。京墨亦可。或烧漆器，取烟熏之。

产后颠狂

产后颠狂，乃败血上充，或血虚神不守舍。虽因症用药，非大补元气不可治者，审之。

附治验

《薛案》：一产妇，患颠狂症，或用大泽兰汤而愈。后又怔忡妄言，其痰甚多，用茯苓散补其心虚，顿愈。又用八珍散加远志、茯神养其气血而愈。

一产妇亦患此，用化痰安神等药，病益甚，神思消铄。余以为心脾血气不足，用大剂参、术、芎、归、茯神、酸枣仁，四斤余而安，乃以归脾汤五十余剂而愈。

隐居泽兰汤

泽兰　生地　当归　白芍炒　生姜一钱　甘草五分，炒
大枣四个

上水煎服。

治败血上冲发热狂走脉虚大者

干荷叶　生地黄　牡丹皮等分

上浓煎汤，调生蒲黄二钱，服之即止。

---

① 匕：原作"七"，据《校注妇人良方·卷十八·产后门·产后血晕方论第五》改。

产后不语

产后不语，因心气虚而不能通于舌，则舌强不能言语。经云：大肠之脉散舌下。又云：脾之脉，是动则病舌本强不能言。又云：肾之别脉，上入于心，系舌本，虚则不能言。主治之法，用佛手散、四君子、八珍汤。如不应，用独参汤。更不应，急加附子，补其气而生其血。若竟用血药，则误矣。

附治验

《薛案》：一产妇不语，用七珍散而愈。后复不语，内热晡热，肢体倦怠，饮食不进，用加味归脾汤为主，佐以七珍散而愈。后因怒，不语口噤，腰背反张，手足发搐，或小便见血，面色①或青或黄，或时兼赤。余曰：面青，肝之本色也。黄者，脾气虚也。赤者，心血虚也。用八珍汤加钓藤钩、茯苓、远志渐愈，又用加味归脾汤而痊。

七珍散

人参　石菖蒲　生地黄　川芎—两　细辛—钱　防风

辰砂别研，半两

上为末，每服一钱，薄荷汤调。

---

① 色：原作"赤"，据《校注妇人良方·卷十八·产后门·产后不语方论第八》改。

治产后不语

人参　石莲肉不去心　石菖蒲等分

上每服五钱，水煎。

乍见鬼神

产后如见鬼神，或言语谵妄，皆由血气亏损，阴虚发热，或瘀血停滞，以致心神烦躁而然也。宜以调经散治之。大抵此症，皆心脾血少所致，但调补胃气，则痰清而神自安矣。若果系鬼祟所附，即灸鬼哭穴可愈。其所不起者，多因豁痰降火，攻伐之过也。

附治验

《薛案》：一产妇患前症，或用调经散，愈而复作，仍服前散，益甚，痰涎上涌，朝寒暮热。余朝用八珍散，夕用加味归脾汤，各五十余剂而愈。

调经散　治血虚经闭，心神烦躁，浑身疼痛，或时见怪。

没药　琥珀并细研　桂心一钱　白芍炒　当归一分　细辛五分　麝香少许

上为末，每服五分，姜汁、温酒各少许调服。

柏子仁散　治产后元气虚弱，瘀血停滞，狂言乱语。

柏子仁　远志　人参　桑寄生　防风　琥珀别研　当归炒　生地黄焙　甘草炒，等分

上用白羊心一个，水三盏，煮清汁七分，入药五钱，

煎服。

心神惊悸

产后心神惊悸恐惧，或目睛不转，口不能言，乃心气虚而六淫内侵。诊其脉，动而弱者，惊悸也。动则为惊，弱则为悸矣。盖人之所主者心，心之所主者血。心血一虚，神气不守，此惊悸所由作也，当补血气为主。

附治验

《薛案》：一产妇，患前症，二度服琥珀地黄丸、《局方》妙香散，随效。再患服之，其症益甚，而脉浮大，按之如无，发热恶寒，此血气俱虚。余用十全大补、加味归脾二汤，各百余剂而愈。后遇惊恐劳怒复作，仍服前药而安。

琥珀地黄丸 治产后恶露未尽，胸腹作痛，或小便不利。

琥珀另研　延胡索糯米同炒赤，去米　当归一两　蒲黄四两，炒香　生地黄研，留滓取汁　生姜二斤，研，取汁留滓，生姜汁用银石器炒，地黄滓，以地黄汁炒姜滓，共为末

上为末，炼蜜丸如弹子大。每服一丸，当归煎汤化下。

必效汤 治血虚惊悸少寐，及产后败血停留，少腹作痛等症。

辰砂另研　没药　琥珀并细研　当归为末，等分

上为末，每服二钱，空心，日午临卧用白汤调下。

茯苓散 治产后心虚怔悸，言语错乱，健忘少睡，或自汗盗汗。

人参　甘草炒　芍药炒黄　当归　生姜八分　远志去心　茯苓一钱　桂心六分　麦冬去心，五分　大枣二枚

上水煎服。

抱胆丸 治产后遇惊发狂，或遇经行发狂。

水银二两　黑铅两半　辰砂一两，研　乳香一两，另研

上将黑铅入铫内火镕，下水银，结成砂子，下辰砂、乳末，乘热用柳木槌研匀，丸鸡头子大。每服一丸，空心薄荷汤下。得睡勿惊，觉来即安。妙香散亦善。

中风恍惚

产后恍惚，因元气俱虚，心经血少，或外邪所侵，以致心神恍惚，怔忡不宁。宜大补血气为主，而佐以后方为善。盖风为虚极之假象也，固其本源，诸病自退。若专治风，则速其危矣。

附治验

《薛案》：一产妇患前症，盗汗自汗，发热晡热，面色黄白，四肢畏冷，此气血俱虚，用八珍汤不应，用十全大补、加味归脾二汤始应。后因劳怒，发厥昏愦，左目牵紧，两唇抽动，小便自遗。余为肝火炽盛，用十全大补加钓藤、山栀而安，再用十全大补汤、辰砂远志丸而愈。

一妇人患前症，或用诸补剂，四肢逆冷，自汗泄泻，肠鸣腹痛。余以阳气虚寒，用六君子、姜、附，各加至五钱，不应，以参、附各一两始应。良久不服，仍肠鸣腹痛，后灸关元穴百余壮，及服十全大补汤方效。

辰砂远志丸 治产后中风恍惚，起卧不安，或痰涎上涌。

石菖蒲　远志去骨芦，甘草炙　人参　茯神去木　辰砂三钱　川芎　山药　铁粉　麦冬去心　细辛　天麻　半夏汤泡　南星　白附子一两

上为末，姜汁糊丸绿豆大，别以朱砂为衣。每服三十丸，临卧姜汤下。

虚汗不止

产后汗不止者，皆由阳气顿虚，腠理不密，而津液妄泄也。若遇风则变痉纵，虚乏短气，则身体消瘦，唇口干燥，久则经水断绝，由津液竭故也。当急用十全大补汤。如不应，用参附、芪附等汤。若汗多亡阳发痉，尤当用前药。王海藏先生云：头汗出，至颈①而还，额上偏多，盖额为六阳之所会也，由虚热熏蒸而出。以部位分之，额左属肝，额右属肺，鼻属脾，颐属肾，额属心，治者审之。

---

① 颈：原作"头"，据《校注妇人良方·卷十九·产后门·产后虚汗不止方论第六》改。

附治验

《薛案》：一产妇，略闻音响，其汗如水而昏愦[1]，诸药到口即呕。余以为脾气虚败，用参、附末为细丸，时含三五粒，随液咽下，乃渐加之至钱许，服参附汤而痊。

一产妇盗汗不止，遂致废寐，神思疲甚，口干引饮。余谓血虚有热，用当归补血汤以代茶，又以当归六黄汤，内黄芩、连、柏炒黑，倍加人参、五味二剂而愈。

麻黄根汤 治产后虚汗不止，身热发渴，惊悸不安。

当归　黄芪炒　麻黄根　牡蛎　人参　甘草炒，等分

上每服四钱，水煎。

一方 治产后自汗盗汗，胃气虚热，服别药则呕吐不能入。

当归　黄芪一两　麻黄根二两

上每服三钱，水煎。

治产后气脱汗不止，小便短少，四肢难以屈伸

甘草炙，一两　附子炮，五钱　桂心　芍药炒，两半

上每服三钱，姜枣水煎服，虚甚更加，以效为度。

止汗散

牡蛎为末，半两　小麦麸八两，炒黄，为细末

上每服三五钱，用猪肉汁调。

---

① 愦：原作"溃"，据《校注妇人良方·卷十九·产后门·产后虚汗不止方论第六》改。

人参汤　治产后诸虚不足，发热盗汗，内热晡热等症。

人参　当归等分

上为末，以猪腰子一枚，切片，水二钟，糯米半合，葱白二根，煮取汁八分，入药三钱，煎服。

当归六黄汤　治气血虚热，盗汗不止。不应，加人参、白术。心血不足加酸枣仁炒。

当归　熟地黄　黄芪炒，二钱　生地黄　黄柏炒黑　黄芩炒黑　黄连炒黑，一钱　上水煎服。

参附汤　治阳气虚寒，自汗恶寒，或手足逆冷，大便自利，或脐腹疼痛，吃逆不食，或汗多发痉等症。

人参一钱　附子炮，五钱

上作一服，姜、枣水煎，徐徐服。去人参加黄芪，名芪附汤。

当归补血汤　治肌热燥热，目赤面红，烦渴引饮，昼夜不寐，脉洪大而虚，重按全无者。

当归三钱　黄芪炙，一两

上水煎服。

芪附汤　治阳气虚脱，恶寒自汗，或口噤痰涌，四肢逆冷，或吐泻腹痛，饮食不入，及一切虚寒等症。

黄芪一两　附子炮，五钱

上作一剂，姜、枣水煎服。如不应，倍加附子，方得全济。

口噤腰背反张

产后口噤，由血气虚而风邪乘于手三阳经也。盖手三阳之筋，循结于颔，得风冷则筋急，故致口噤。腰背挛急，角弓反张者，是风入于诸阳之经也。丹溪云：产后当大补气血为先，虽有他症，以末治之。如恶寒发热等症，乃气血虚极也，宜大剂参、芪、归、术、肉桂以培养之。如不应，用炮附子。再不应，用人参一两，炮附子二三钱，名参附汤。借①犹未应，乃药力未能及也，宜多用之。

愈风散　治前症用荆芥略焙为末，每服三钱，豆淋酒下，童便亦可，其效如神。牙紧，灌口鼻。

治妇人产后，不省人事，吐涎痪疯

当归　荆芥穗等分

上每服三钱，水一盏，酒少许煎，灌下咽即苏。

产后中风，白鲜皮一两，或共独活三两，酒水煎服。

四肢筋挛

产后中风，筋脉挛急，乃血气俱虚，或风邪客于皮肤，则顽痹羸乏。若入于筋脉，则四肢挛急。皆由大经空虚，风寒乘虚而渐入也。

附治验

《薛案》：一产妇筋挛臂软，肌肉瞤动，此气血俱虚而

---

① 借：假使，假如。

自热也，用十全大补汤而安。

一产妇手麻，服愈风丹，遍身皆麻，神思倦怠。余谓气血虚弱，用十全大补加炮姜，数剂渐愈。去姜又数剂，及逍遥散而痊。

治产后气血不足，风邪所袭，肢节挛痛，背项强直

防风一两　赤芍炒　桂心半两　羚羊角　川芎　羌活
当归　酸枣仁炒　牛蒡子炒，三钱

上每服四钱，水酒煎。上症前方如未应，当用八珍汤。更不应，用十全大补汤。

卷十四 产后门

遍身疼痛

按：遍身疼痛之症，惟伤寒太阳表症多有之，须发其汗则愈。若产后遍身疼痛者，由气虚百节开张，血流骨节，以致肢体沉重不利，筋脉引急，发热头痛。若误作伤寒发汗，则筋脉抽搐，手足厥冷，则变为痉，当大补气血为主。

附治验

《薛案》：一产妇，身腹作痛，发热不食，烦躁不寐，盗汗胁痛，服解散祛血之药，不时昏愦，六脉洪大如无。用补中益气加炮姜、半夏，一剂顿退二三，又剂寝食甘美，但背强而痛，用八珍散、大补汤调理而安。

趁痛散 治产后骨节疼痛，发热头重，四肢不举。

牛膝酒炒 甘草炒 薤白一两 当归 桂心 白术炒 黄芪 独活 生姜半两

上每服半两，水煎。

腰　　痛

肾主腰脚，产后腰痛者，盖肾为胎胞所系，此因产劳伤肾气，以致风冷客之。若连背脊，痛久未已，后遇有娠，必至损动。

附治验

《薛案》：一产妇腰痛腹胀，善噫，诸药皆呕。此脾虚血弱，用白术一味炒黄，每剂一两，米泔煎，时饮匙许，四剂后渐安，百余贴而愈。

一方　治产后风邪头眩，腰痛不可转侧，四肢沉重，行步艰难。

独活　川芎　白芍炒黄　桂心　续断　生姜　桑寄生六分　当归　防风八分

上水煎。

当归黄芪汤　治腰痛不可转侧，或汗出壮热气短。

黄芪炒　白芍炒，二两　当归三两

上每服四钱，水煎。

恶露不下

产后恶露不下，因脏腑劳伤，气血虚损，或风冷相搏所致。

附治验

《薛案》：一产妇患前症，服峻厉之剂，恶露随下，久而昏愦，以手护其腹。余曰：此脾气复伤作痛，故用手护也。以人参理中汤加肉桂二剂，补之而愈。

恶露上攻心痛

产后心痛，为阴血亏损，随火上冲心络，名曰心包络痛，宜大岩蜜汤治之。若寒伤心经，名曰真心痛，朝发夕死，夕发朝死，无药可救。主治之法，若阳气虚寒，用岩蜜汤温之。瘀血上冲，用失笑散散之。血既散而痛仍作，用八珍汤补之。大凡肚腹作痛，以手按之却不痛，此血虚也，须用补养之剂。

附治验

《薛案》：一产妇，患前症，昏愦口噤①，冷汗不止，手足厥逆，用六君子加附子一钱，以回其阳，二剂顿苏。又以十全大补汤，养其血气而安。

一产妇患前症，手不敢近腹，用失笑散一剂，下瘀血而痊。次日复痛，亦用前药而安。一产妇患前症，用大黄等药，其血虽下，复患头痛，发热恶寒，次日昏愦，自以两手坚护其腹，不得诊脉。视其面色青白，余为脾气虚寒而痛也，用六君子加姜、桂而痛止，又用八珍加姜、桂调理而安。

大岩蜜汤　治产后阳气虚寒，心腹作痛，不食呕吐，四肢厥逆。

当归　生地黄　独活　吴茱萸　白芍炒　干姜炒　甘

---

① 噤：原作"禁"，据文义改。

草炒　桂心　小草①一两　细辛半两

上每服半两，水煎。

失笑散　治产后恶血上攻，心腹作痛，或牙关紧急，一服可愈。

五灵脂　蒲黄一钱

上醋水煎。一味五灵脂尤妙。

儿枕腹痛

产后儿枕者，乃母胎中宿血也，或因风冷凝滞于小腹而作痛。主治之法，若宿血作痛，失笑散行之。既散而仍痛，四神散调之。若恶心作呕，此属气虚，用六君子健其胃气。若发热头痛，或腹痛按而不痛，此属血虚，用四物、炮姜、参、术补其脾气。

附治验

《薛案》：一产妇患前症，或用驱逐之剂，昏愦口噤，手足发搐。此气血虚极之变症也，用八珍加炮姜二钱，四剂未应。又以十全大补加炮姜一钱，二剂而苏。

延胡索散　治产后恶血凝滞，脐下作痛，或作寒热。

延胡索　桂心半两　当归一两

上末，每服二钱，食前用热酒调下。失笑散尤妙。

---

①　小草：为远志科植物细叶远志的茎叶。《别录》："主益精，补阴气，止虚损、梦泄。"

人参理中汤　治阳气虚弱，小腹作痛，或脾气虚弱，饮食少思，或去后无度，或呕吐腹痛，或饮食难化，胸膈不利。

人参　白术　干姜炮　炙草等分

上每服一两，水煎。

一方　用山楂浓煎汁，入砂糖少许再煎，热服。

寒疝腹痛

产后脐腹作痛，乃冷气乘虚也，用当归建中汤治之。陈无择云：若产当寒月，脐下胀痛，手不可近者，用羊肉汤治之。

附治验

《薛案》：一产妇，小腹作痛，小便不利，内热晡热，形体倦怠。余用加味逍遥以清肝火、生肝血，用补中益气以补脾胃，升阳气而痊。

羊肉汤　治产妇脾虚寒邪所乘，以致腹痛，或头眩胁脐急痛。

精羊肉四两　当归　川芎半两　生姜一两

上以水十盏，煎四盏，分四次空心服。

产后积聚癥块

夫积者，阴气也，五脏所生；聚者，阳气也，六腑所成。然积为阴，阴性沉伏，故痛不离其部；聚为阳，阳性浮动，故痛无常处。皆由饮食不节，起居失宜，产后血气虚弱，风冷所乘，搏于脏腑耳。当固元气为主，若求旦夕之效，而攻其邪，则速其危矣。当参前杂症闷痃癖诸症治之。

附治验

《薛案》：一产妇腹中似有一块，或时作痛而转动，按之不痛，面色萎黄，痛则皎白，脉浮而涩。余谓此肝气虚而血弱也。不信，乃行破血行气，痛益甚，转动无常。又认以为血鳖，专用破血祛逐之药，痛攻两胁，肚腹尤甚。益信为鳖确。服下虫等药，去血甚多，形气愈虚。肢节间各结小核，隐于肉里，以为鳖子畏药而走于外。余云：肝藏血而养诸筋，此因肝气复损，筋涸而挛结耳。盖肢节胸项，皆属肝胆部分，养其脾土，补金水，以滋肝血，则筋自舒。遂用八珍汤、逍遥散、归脾汤加减调治而愈。

消癥饮 治血瘕作痛，脐下胀满，或月经不行，发热体倦。

当归八分 桂心 白芍炒 血竭 蒲黄炒，六分 延胡索炒，四分

上末，每服二钱，空心酒调下。

金黄散 治积块上冲，肚腹作痛，或发热作渴。

元胡索 蒲黄二钱 桂心一钱

上末，酒调服。

虚烦发热

吴绶曰：产后伤寒，不可轻易发汗。盖有产时伤力发热，有去血过多发热，有恶露不尽发热，有三日乳蒸发热，或早起劳动，饮食停滞亦皆发热。状类伤寒，要须详辨。大抵产后，大血空虚，若汗之则变筋惕肉瞤，或昏迷不醒，或搐搦不定，或大便闭塞，其害非轻。凡有发热，且与四物汤，芎、归为君，白芍须炒过，酒蒸熟地黄佐之，加软苗柴胡、干姜、人参主之，最效。盖干姜辛热，能引血药入血分，气药入气分，且能去恶生新，有阳生阴长之道。以用热发热，深合《内经》之旨。

附治验

《薛案》：大尹俞君之内，产后发热晡热，吐血便血，兼盗汗，小便频数，胃胁胀痛，肚腹痞闷。余曰：此诸脏虚损也，症当固本为善。自恃知药，用降火之剂，更加泻利，肠鸣呕吐不食，腹痛足冷，始信余言。诊其脉，或浮洪，或沉细，或如无。其面或青黄，或赤白，此虚寒假热之状，时虽仲夏，当舍时从症。先用六君子加炮姜、肉桂数剂，胃气渐复，诸症渐退。更佐以十全大补，半载全愈。

人参当归汤 治产后虚烦，短气烦闷。

人参　当归　麦门冬　桂心　生地二钱　大枣四枚　粳米一合　淡竹叶二钱　白芍药炒黄，一钱上水煎。

乍寒乍热

产后乍寒乍热，由血气虚损，阴阳不和。若阴胜则乍寒，阳胜则乍热。陈无择云：败血流闭诸阴则寒，流闭诸阳则热。主治之法，若因阳气不足，阴气上入于阳中而恶寒者，用补中益气。若因阴气不足，阳气下陷于阴中而发热者，用六味地黄丸。若气血不足而恶寒发热者，用八珍汤。若病后寒热倦怠者，用补中益气。若肌热大渴，目赤面红者，用当归补血汤。

附治验

《薛案》：一产妇恶寒发热，余以为血气虚寒，用十全大补加炮姜而寒热愈，用补中益气而肢体安。又食后犯怒，恶寒发热，抽搐咬牙，面色青中隐黄，此肝木侮脾土，饮食停滞，用六君子加木香，一剂而安。

一产妇恶寒发热，余以为气血俱虚。不信，反用小柴胡汤，致汗出谵语，烦热作渴，肢体抽搐。余用十全大补二剂益甚，脉洪大，重按如无。此药力不能及，乃加附子，四剂稍缓，数贴而安。

增损四物汤　治产后血气虚损，乍寒乍热。

人参　当归　白芍炒　川芎　干姜炒，一两　甘草四钱

上每服四钱，水姜煎。

当归补血汤

黄芪炙，一两　当归二钱，酒制

上水煎。

大调经散　治产后恶露未消，寒热自汗，或肚腹作痛。

大豆一两半，炒，去皮　茯神一两　真琥珀一钱

上为末，每服二钱，空心浓煎，乌豆紫苏汤调下。

疟　疾

郭稽中云：产后乍寒乍热，多是败血为害，或阴阳不和，若概作疟疾治之，误矣。陈无择云：产后寒热，或一二日，或二三日一发，或先寒后热，或先热后寒，或寒多热少，或热多寒少，或纯寒纯热者，皆是疟疾。用药以补胃气为主，佐以草果饮之类。若胃气稍充，以草果饮为主，佐以补胃之剂。大抵产后疟疾，因脾胃虚弱，饮食停滞，或外邪所感，或郁怒伤脾，或暑邪所伏。虽见百症，但温补脾胃，其病自退。若误用清脾饮，则中气伤而变症多矣。

草果饮　治产后疟疾，寒热相半，或多热者。

半夏炮　赤茯苓　甘草炙　草果炮，去皮　川芎　陈皮白芷一钱　青皮去白　良姜　紫苏二钱　干葛四钱

上㕮咀三钱，水一钟，姜三片，枣二枚，煎至七分，当发日侵晨连服三服，无有不安者。

生熟饮子　治产后疟疾多寒者。

肉豆蔻　草果仁　厚朴生用，去皮　半夏　陈皮　甘草
大枣去核　生姜

上八味等分，半用生，半用湿纸裹煨，令香熟，去
纸，与生者和匀，每服五钱，水二盏煎七分，食前一服，
食后一服。

蓐　劳

夫产后蓐劳者，此由生产日浅，血气虚弱，饮食未平
复，不满日月，气血虚羸，将养失所，而风冷客之。风冷
搏于气血，则不能温于肌肤，使人虚乏劳倦，乍卧乍起，
颜容憔悴，食饮不消。风冷邪气而感于肺，肺受微寒，故
咳嗽口干，遂觉头昏，百节疼痛。荣卫受于风邪，流注脏
腑，须臾频发，时有盗汗，寒热如疟，背膊烦闷，四肢不
举，沉重着床，此则蓐劳之候也。

又论曰：妇人因产理不顺，疲极筋力，忧劳心虑，致
令虚羸喘乏，寒热如疟，头痛自汗，肢体倦怠，咳嗽痰
逆，腹中绞刺，名曰蓐劳。大抵此症，多因脾胃虚弱，饮
食减少，以致诸经疲惫而作，当补脾胃。饮食一进，精气
生化，诸脏有所倚赖，其病自愈矣。

白茯苓散　治产后蓐劳，头目四肢疼痛，寒热如疟。

白茯苓一两　当归　川芎　桂心　白芍炒　黄芪　人
参　熟地半两

上先以水三盏，入猪肾一双，姜、枣各三事，煎二盏去之，入前药半两，煎一盏服。

黄雌鸡汤　治产后虚羸。

小黄雌鸡一只，去头足翅羽肠肚，细切　当归　白术炒
熟地　桂心　黄芪炒，半两

上先以水七钟，煮鸡至三钟，每用汁一钟，药四钱煎，日三服。

产宝方　治产后虚羸，不生肌肉。

黄芪炒　当归　白芍炒　人参三钱　桂心　甘草炒　川芎　生姜四钱　大枣十二枚

上水煎，分三服。

猪腰子粥　治产后蓐劳发热。用猪腰子一枚，去膜切片，用盐酒拌，先用粳米一合，入葱椒煮粥，盐醋和，将腰子铺碗底，以热粥盖之，如作盦生状，空心服。

黄芪建中汤　治产后诸虚不足，发热，或恶寒腹痛。

黄芪炒　肉桂一两　白芍炒，二两　甘草炒，七钱

上每服五钱，用姜枣水煎，日三二服。虚甚须加附子。

呕逆不食

经云：胃为水谷之海，以养脏腑。因产后胃气虚弱，饮食所伤，必致呕逆，故不食也。

附治验

《薛案》：一产妇朝吐痰，夜发热，昼夜无寐，或用清

痰降火，肌体日瘦，饮食日少，前症愈甚。余曰：早间吐痰，脾气虚也；夜间发热，肝血虚也；昼夜无寐，脾血耗也。遂用六君子、加味逍遥散、加味归脾，以次调理而痊。

开胃散　治产后胃虚呕吐，胸满不食。

诃子肉两半　人参一两　甘草炒，半两

上每服五钱，姜水煎。

又方　治产后胃虚呕逆。

橘红一两　半夏①法制　甘草炒，半两　藿香三两

上每服五钱，姜水煎。

石莲散　治产后胃寒咳逆，呕吐不食，或腹作胀。

石莲肉两半　白茯苓一两　丁香五钱

上末，每服二钱，用姜汤下，日三服。

钱氏益黄散　治脾土虚寒，水反来侮，以致呕吐不食，或肚腹作痛，或大便不实，手足逆冷等症。

陈皮一两　青皮　诃子肉　炙草　丁香二钱

上为粗末，每服四钱，水煎服。

人参养胃汤　治外感风寒，内伤饮食，寒热头痛，或作疟疾等症。

人参五分　半夏姜汁制　厚朴姜汁制　橘红八分　藿香叶
草果　茯苓五分　炙草三分　苍术二钱

上姜七斤，乌梅一个，水煎。

---

① 半夏：此后原衍"个"字，据《校注妇人良方·卷二十一·产后呕逆不食方论第九》及上下文删。

治产后呕逆不食，白术五钱，生姜六钱，水煎，徐徐温服。

霍　乱

产后霍乱，因脏腑虚损，饮食不消，触冒风冷所致。若热而饮水者，五苓散。寒而不饮水者，理中丸；虚冷者，加附子，来复丹尤妙。

治验

《薛案》：一产妇停食霍乱，用藿香正气散之类，已愈。后胸腹膨胀，饮食稍过即呕吐，或作泄泻。余谓此脾胃俱虚，用六君子加木香治之渐愈。后因饮食失调，兼恚怒，患霍乱，胸腹大痛，手足逆冷，用附子散，又用八味丸以补土母而康。设泥痛无补法，而用辛散，或用平补之剂，必致不起。

一产妇吐泻咽酸，面目浮肿，此脾气虚寒，先用六君子加炮姜为主，佐以越鞠丸而咽酸愈，又用补中益气加茯苓、半夏而脾胃康。

附子散　治脾胃虚寒，吐泻腹痛，手足逆冷，或自行口噤。

附子炮　白术炒　当归　吴茱萸　丁香　橘红　甘草炒，半两

上为末，每服二钱，粥饮调。

藿香正气散　治外感风寒，内停饮食，头痛寒热，或

霍乱泄泻，或作疟疾。

藿香一钱五分　桔梗炒　大腹皮　紫苏　茯苓　白芷　半夏曲　陈皮　白术炒　厚朴一钱　炙甘草五分

上姜、枣水煎，热服。

五苓散

白术炒　猪苓一钱　桂三分　泽泻二钱半　茯苓一钱

上水煎服。

理中丸　治脾胃虚寒，呕吐泄泻，饮食少思，肚腹膨胀。

人参　白术炒　炮姜　炙草一钱

上末，米糊丸弹子大。每服一丸，细嚼白汤下。

来复丹　治伏暑泄泻，身热脉弱，其效如神。仓①卒间须用此药。

硝石一两，同硫黄火土微炒，用柳条搅结砂子，不可火大　太阴元精石研　舶上硫黄一两　五灵脂去砂石　青皮　陈皮二两

上末，醋糊丸小豆大。每服三十丸，空心米饮下。

《易简方》云：硝石性寒，佐以陈皮，其性疏快。硫黄性寒味涩，若作暖药以止泻，误矣。盖由啖食生冷，或冒暑热之气，中脘闭结，挥霍变乱，非此不能通利三焦，分理阴阳，其功甚速。

---

① 仓：原作"怆"，据《校注妇人良方·卷二十一·产后呕逆不食方论第九》改。

卷十五 产后门

头 痛

《准绳》云：头痛、头风一病也。浅而近者名头痛，深而远者为头风。盖头者，诸阳之会也。产后胃气虚弱，饮食少思，阳气微弱，不能上升，故头痛。主治之法，若中气虚，用补中益气加蔓荆子。若血虚，用四物加参、术。气血俱虚，用八珍。若因风寒所伤，用补中益气加川芎。

治验

《薛案》：一产妇患头痛，日用补中益气不缺已三年矣。稍劳则恶寒内热，为阳气虚，以前汤加附子一钱，数贴不发。

一妇产后头痛面青二年矣，日服四物汤等药。余为肾水不能生肝木而血虚，用六味丸加五味子，两月而痊。

芎附散 治气虚头痛。

大附子一枚，去皮脐，切四片，拌酽醋一碗，炙附醮尽 川芎一两

上末之，每用二钱，清茶调服。

芎归散 治血虚头痛。

当归 川芎等分

上每服五钱，水煎。

咳　嗽

夫肺主于气，产后肺气虚，故外邪感而咳嗽所由作也。经云：肺属辛金，生于己土，脾土既虚，不能生金，则腠理不密，外邪易感矣。治当壮土金生肾水，以制火为善。

附治验

《薛案》：一产妇咳嗽声重，鼻塞流涕，此风寒所感，余用参苏饮，一钟顿愈，用补中益气加桔梗、茯苓、半夏，一贴将痊。又用六君子、黄芪以实腠理全愈。

一产妇咳嗽痰盛，面赤口干，内热晡热，彻作无时。此阴火上炎，余用补中益气、六味地黄丸而愈。

治风寒咳嗽

甘草　桔梗六分　款冬花四分　麦冬　生地一钱二分
葱白一握

上水煎。

加味异功散　治脾胃虚弱，饮食少思，或久患咳嗽，或腹满不食，面浮气逆等症。

人参　白术炒，二钱　甘草炒　茯苓　陈皮　麦门冬
五味子二钱

上姜枣水煎。

喘　促

产后喉中气急喘促，因荣血暴竭，卫气无主，独聚于肺，名曰孤阳，最为难治。主治之法，若脾肺气虚弱，用六君、桔梗。若兼外邪，更加紫苏。若中气虚寒，用补中益气加炮姜、肉桂。若阳气虚脱，更加附子。若瘀血入肺，急用二味参苏饮。

附治验

《薛案》：一产妇喘促自汗，手足俱冷，常①以手护脐腹，此阳气虚脱，用参附汤四剂而愈。

二味参苏饮　治产后血入于肺，面黑发喘欲死者。

人参一两　苏木二两

上水煎，顿服。

旋覆花汤　治伤风寒暑湿，喘嗽太盛，坐卧不宁。

前胡　旋覆花　赤芍　半夏曲　甘草　荆芥穗　茯苓
五味子　杏仁　麻黄各等分

上每服四钱，姜枣水煎有汗者莫服。

五味子汤　治产后喘促，脉伏而厥。

人参　五味子杵，炒　杏仁二钱　麦冬去心　陈皮一钱

上姜三片，枣二枚，水煎。

---

① 常：原作"尝"，据《校注妇人良方·卷二十二·产后喉中气急喘促方论第四》改。

血　崩

产后血崩，因经脉未复而劳伤，或食酸咸之味。若小腹满痛，肝经已伤，最为难治，急服固经丸主之。

附治验

《薛案》：一产妇血崩，小腹胀痛，用破气行血之剂，其崩如涌，四肢不收，恶寒呕吐，大便频泻。用六君加炮姜，四剂稍愈。又用十全大补汤而痊。

一产妇因怒，血崩如涌，仆地，口噤，目斜，手足抽搐。此肝经血耗生风，用六味丸料一剂，诸症悉退。但食少晡热，佐以四君、柴胡、丹皮而愈。

固经丸

艾叶　赤石脂煅　补骨脂炒　木贼半两　附子一个，炮

上末，饭丸桐子大。每服二十丸，温酒或米饮下。

芎䓖汤

芎䓖　当归　白芍各等分

上每服五钱，水煎。

四肢浮肿

产后四肢浮肿，乃败血乘虚流注，宜用小调经散。陈无择云：若风邪所乘于气分，皮肤肿而浮虚，乃气也。若皮肤肿如熟李，乃水也。盖气肿者宜发汗，水肿者宜利小便。

附治验

《薛案》：一产妇饮食少思，服消导之剂，四肢浮肿。余谓中气不足，朝用补中益气，夕用六君子而愈。后因怒腹胀，误服沉香化气丸，吐泻不止，饮食不进，小便不利，肚腹四肢浮肿，用金匮加减肾气丸而痊。

一产妇泄泻，四肢面目浮肿，喘促恶寒。余谓脾肺虚寒，用六君加姜、桂而泄泻愈，又补中益气而脾胃健。

小调经汤

没药　琥珀　桂心　白芍　当归一钱

上末，每服五分，姜汁温酒调。

又方　治血虚气肿水肿。

泽兰叶　防己等分

金匮加减肾气丸　治脾肾虚寒，腰重脚肿，湿饮留积，小便不利，或肚腹肿胀，四肢浮肿，气喘痰盛，或已成水症者，其效如神。

茯苓三两　附子半两　川牛膝　肉桂　泽泻　车前子
山茱萸　山药　丹皮一两　熟地黄四两，捣碎，酒拌，杵膏

上末，和地黄膏，炼蜜丸桐子大。每服七八十丸，空心米饮下。

腹痛泻利

产后腹痛泻利，因肠胃虚怯，寒热乘袭，或水谷不化，洞泄肠鸣，或水肿逆冷，用调中汤治之。若饮食停

滞，用六君加枳实、山楂以消导。若食既消而仍痛，更或头痛热渴，恶寒欲呕，此中气被伤，用补中益气加半夏、茯苓以健脾胃。若因六淫、七情而致者，当随感而治之。

附治验

《薛案》：一产妇腹痛发热，恶食，余以为饮食伤脾。彼反服破血之剂，加头痛寒热，呕吐涎沫，用化痰理气，四肢逆冷，泄泻下坠。余用六君加姜、桂、木香，又用补中益气而痊。

一产妇腹痛后重，去痢无度，形体倦怠，饮食不甘，唇肿盗汗，竟夜不寐。此脾经虚热之症，用当归六黄汤、黄芩、连、柏炒黑，一服汗止，乃用归脾、八珍兼服而愈。

调中汤

良姜　当归　桂心　白芍　附子炮　川芎一两　甘草炒，五钱

上每服三钱，水煎。

赤　白　痢

产后痢疾，因饮食、六淫、七情伤于脾胃，或血渗大肠，皆为难治。若饮食不进，谓之虚痢。气宇不顺，谓之气痢。治法，热则凉之，冷则温之，冷热相搏，则温凉调之，滑者止之，虚者补之，水谷不分者分利之，性情执滞者和顺之，未有不安者也。

附治验

《薛案》：一产妇泄痢腹痛年余，形体骨立，内热晡热，自汗盗汗，口舌糜烂，日吐痰三碗许，脉洪大，重按全无。此命门火衰，脾土虚寒而不能摄火归源，用八味丸补火以生土，用补中益气兼补肺金而痊。

一产妇食鸡子，腹中作痛，面色青黄，服平胃、二陈，更下痢腹胀；用流气饮子，又小腹一块，不时上攻，饮食愈少。此脾胃虚寒，肝木克侮所致，用补中益气加木香、吴茱萸渐愈，又用八珍大补，兼服调理而痊。

五味子散 治产后泄泻，或肾泄在侵晨，五更作泻，饮食不进，或大便不实，不时去后。为丸尤效。

五味子炒，三两　吴茱萸炒，五钱

上末，每服二钱，白汤调。

大便秘涩

产后大便秘涩，因肠胃虚弱，津液不足。若小腹闷胀，宜服麻仁丸润之。若用寒药，则促其危。若计其日期，饮食数多，即用药通之，祸在反掌之间。必待腹满觉胀，欲去不能者，乃结在直肠，宜用猪胆汁润之。若服苦寒疏通，反伤中气，通而不止，或成痞症。若去血过多，用十全大补。血虚火燥，用加味四物。气血俱虚，用八珍汤。虽数日不通，饮食如常，腹中如故，仍用八珍加桃仁、杏仁治之。

附治验

《薛案》：一产妇大便七日不通，饮食如常，腹中如故，此腹未满也，用八珍加桃杏二仁，至二十一日，腹满欲去，用猪胆汁润之而安。

一产妇大便不通，或用通利之药，中脘胀痛，饮食甚少，又用蜜导之，大便不禁，吃逆不食。余以为脾胃复伤，用六君加吴茱萸、肉果[①]、补骨脂、五味数剂，喜其年壮而愈，不然多致不起。

麻仁丸

大麻仁研如泥　枳壳　人参四分　大黄三分

上末，入麻仁，炼蜜丸桐子大。每服二十丸，空心温酒下。未通渐加，不可过服。

阿胶枳壳丸　治产后大便秘涩。

阿胶　枳壳等分

上末，蜜丸桐子大，滑石末为衣。温水下二十丸，如未通，再服。

诸　淋

产后诸淋，因热客于脬，虚则频数，热则涩痛，气虚

---

① 果：原脱，据《校注妇人良方·卷二十三·产后大便秘涩方论第二》补。

兼①热，血入胞中，则血随小便出，而为血淋也。

附治验

《薛案》：一产妇小水淋沥，或时自出，用分利降火之剂，二年不愈。此肺肾之气虚也，用补中益气，六味地黄丸而痊。

滑石散　治热淋。

滑石五分，研　车前子　通草　葵子四分

上为末，以浆水调服。

一方　治小肠有热，小便涩痛，或为血淋。

瞿麦　黄芩　冬葵子二两　通草三两

上以水七升，煎二升半，分二服。

一方　治脬转小便不利。

滑石一钱半　寒水石一钱

上水煎服。

小便不禁

产后小便数者，乃气虚不能制也。若因稳婆不慎，以致胞损而小便淋沥者，用八珍汤以补气血。若因膀胱气虚而小便频数，当补脾肺。若膀胱阴虚而小便淋沥，须补肺肾，仍参杂症门小便频数诸类。

---

① 兼：原作"蒸"，据《校注妇人良方·卷二十三·产后诸淋方论第五》改

附治验

《薛案》：一妇患前症，时忽寒战，乃属脾肺虚弱，用补中益气加山茱、山药为主，佐以桑螵蛸散而愈。后患发热晡热，自汗盗汗，月水不调，用加味逍遥而安。

一产妇患前症，吐痰发热，日晡作渴，此膀胱阴虚，用补中益气佐以六味丸而愈。又患痢，小便频数，手足俱冷，属阳气虚寒，用前汤及八味丸而痊。

桑螵蛸散　治阳气虚弱，小便频数，或为遗尿。

桑螵蛸三十个，炒　鹿茸酥炒　黄芪三两　人参　牡蛎煅　厚朴　赤石脂二两

上末，每服三钱，空心粥饮调下。

一方　用益智仁为末，米饮下。

《广济》治产后小便不禁，用鸡尾烧灰。《千金翼》用白薇、白芍为末。俱用温酒调下，日三服。或桑螵蛸半两，龙骨一两为末，每服二钱，粥饮调下。

鸡内金散　治气虚溺床，用雄鸡肶胵①并肠烧末，温酒调下。

补脬饮

生黄丝绢一尺，剪碎　白牡丹用根并皮　白及二钱

上水一碗，煮至绢烂，空心服。忌言语，咽时不得作声。

---

① 鸡肶胵：鸡内金。

王晋三曰：脬，妇之膀胱也。临产为稳婆伤破，小水淋漓无度，观其补法，有不可思议之妙。生丝造者曰绢，色黄者入血；丹皮连木入里，色白者走气。二者皆能泻膀胱之火，引清气以达外窍。白及性黏，功专收涩，能补五内之破损。咽之无声乃有效者，盖声出于五脏，有声则五脏之气动而来迎，无声则五脏之气静而宁谧。所饵之药，不由五脏分布入肺，竟从胃口、阑门泌别清浊之处，由脂膜之络，渗于膀胱之外膜，使白及得以护外而为固也。《本草》载台州大辟，剖出肺伤之处，皆白及所补，信有是夫。

阴 蚀 疮

妇人少阴脉数而滑者，阴中有疮，名曰䘌①。或痛或痒，如虫行状，脓水淋沥，亦有阴蚀几尽者，皆由心神烦闷，胃气虚弱，气血流滞。乃肝脾郁结之症，木旺生虫耳。治宜解郁清肝为善。

附治验

《薛案》：一产妇素有肝火，患此，内溃痒痛，食少热渴，小水淋沥。用加味逍遥、加味归脾兼服，间以芦荟丸，外以鹤虱草煎洗而愈。

治疮虫蚀下部，用蒲黄、水银，研匀传入内。

---

①　䘌（tè 特）：指阴蚀疮。

平胃散加贯众末二钱，以熟猪肝拌药，内阴中。

乳少或无

妇人乳汁，乃气血所化，若元气虚弱，则乳汁短少。初产乳房焮胀，此乳未通。若怒气乳出，此肝经风热。若累产无乳，此内亡津液。盖乳汁资于冲任，若妇人疾在冲任，乳少而色黄者，生子则怯弱而多疾。

产后乳汁自出，乃胃气虚，宜服补药止之。若乳多满痛，用温帛熨之。未产而乳自出，谓之乳泣，生子多不育。

一产妇劳役，忽乳汁如涌，昏昧吐痰。此阳气虚而厥也，灌以独参汤而苏，更以十全大补汤数剂而安。若妇人气血方盛，乳房作胀，或无儿饮，胀痛，憎寒发热，用麦芽二三两炒熟，水煎服，立消。其耗散血气如此，何脾胃虚弱，饮食不消，方中多用之。

附治验

《薛案》：一产妇，因乳少，服药通之，致乳房肿胀，发热作渴。此血气虚也，以玉露散补之而安。

涌泉散 能下乳。忌食姜、椒、辛辣饮食。

瞿麦 王不留行 麦冬 龙骨二钱

上用猪蹄汁一碗，酒一杯，煎服。以木梳于乳上梳下。

玉露散 治乳脉不行，身体壮热，头目昏痛，大便秘涩等症。

人参　白茯苓　白芍　桔梗炒，一钱　炙草六分

上水煎服。

吹　乳

产后吹乳，因儿饮口气所吹，令乳汁不通，壅结肿痛，不急治，多成痈。速服瓜蒌散，及敷南星，更以手揉散之。

瓜蒌散

乳香二钱　瓜蒌一个

上酒煎服，用南星温汤调涂。

一方　陈皮一两，甘草一钱，水煎服。

赤龙皮汤　槲皮三升，水一斗，煮五升，温洗之。

麻草汤　以天麻草五升，水煎洗之。此草叶若麻叶，冬生夏花，赤如鼠尾花，亦洗浸淫、湿痒、阴蚀等疮。

飞乌散　用烧朱砂作水银上黑烟各维粉者三两，枯矾一两傅之，诸热浸淫，丈夫阴蚀痒湿，小儿头疮，疳蚀疮等。

黄连胡粉膏 治症同前

黄连二两，末　胡粉一钱　水银一两，同研，令消散

上皮裹，挼和合傅之。

卷十六　疮疡门

茧　唇

《内经》云：脾气开于口。又云：脾之荣在唇。盖燥则干，热则裂，风则眴，寒则揭。若肿起白皮，皱裂如蚕茧，名曰茧唇。有肿重出如茧者，有本细末大，如茧如瘤者。其因或胎产经行而阴血损，或七情动火而荣血枯，或心火传授脾经，或厚味积热伤脾。大要察本症，察兼症，补肾水，生脾血，则燥自润，火自除，风自息，肿自消。若患者忽略，治者不察，内用清热消毒之药，外用追蚀线结之法，反为败症，慎哉。

附治验

《薛案》：一妇人怀抱久郁，患茧唇，杂治消痰降火，虚症悉具，盗汗如雨。余谓此气血虚而有热也，用当归六黄汤，内黄芩、连、柏俱炒黑，二剂而盗汗顿止。仍用归脾汤、八珍散兼服，元气渐复。更以逍遥散、归脾汤，间服百余剂，而唇亦瘥。

一妇人唇裂内热二年矣，每作，服寒凉之剂，时出血水，益增他症。此胃火伤血，而药伤元气也，余用加味清胃散而愈。后因怒，唇口肿胀，寒热作呕，此属肝木乘脾土，用小柴胡加山栀、茯苓、桔梗，诸症顿愈。复以加味逍遥散，调补元气而愈。

一妇人忿怒而唇肿，或用消毒之药，唇肿出血年余矣。余曰：此肝木克脾土而血伤也，须养脾胃滋化源为主。彼执用前药，状如翻花瘤而殁。

一妇人喉间作痛旬日余，突肿如赤杨梅状，二月后而肿，遍身筋骨作痛。余以为此时行杨梅疮也，先以萆薢汤数剂而平，更以四物加萆薢、黄芪二十余剂，诸症悉退。

人参安胃散　治服峻剂损脾胃，口舌生疮。

人参一钱　黄芪炒，二钱　生甘草　炙甘草五分　白芍七分　白茯苓一钱　黄连炒，五分

上水煎服。

温中丸　治中气虚热，口舌生疮，不喜饮冷，肢体倦怠，饮食少思。

人参　甘草炒　白术炒，等分

上为末，姜汁糊丸桐子大。每服五十丸，白汤下。

柳华散　治热毒口疮。

黄柏炒　蒲黄　青黛　人中白煅，等分

上为末，敷之。

四物二连汤　治血热口舌生疮，或夜发寒热。

当归　熟地　白芍炒　川芎　黄连炒　胡黄连一钱

上水煎服。

拔萃桔梗汤　治热肿喉痹。

桔梗炒　甘草　连翘　山栀炒　薄荷　黄芩一钱

上竹叶水煎服。

解毒雄黄丸 治缠喉风肿闭，或卒倒死，牙关紧急。

雄黄一钱　郁金一钱　巴豆十四粒，去油壳

上为末，醋糊丸绿豆大。用热茶送下七丸，吐顽痰立苏。

夺命丹 治喉闭，或疗毒，或麻木，或呕吐，重者昏愦。若疗毒牙关紧急，用三五丸为末，水调灌下，诚有夺命之功。

蟾酥干者，酒化　轻粉五分　枯白矾　寒水石煅　铜绿乳香　没药　麝香一钱　朱砂三钱　蜗牛二十个，另研，如无亦效

上为末，用蜗牛或酒糊为丸如绿豆大。每服一二丸，温酒或葱汤下。

换肌消毒散 治时疮，不拘初起、溃烂。

土茯苓五钱　当归　白芷　皂角刺　薏苡仁钱半　白鲜皮　木瓜　木通　金银花一钱　甘草五分

上水煎服。

耳 疹 痛

耳疮属手少阳三焦，或足厥阴肝经，血虚风热，或怒动肝火而致。若发热焮痛，属三焦厥阴风热，用柴胡清肝散。若内热痒痛，或胀痛，属肝火伤血，用栀子清肝散。若寒热作痛，或作呕吐，属肝火伤脾，用益脾清肝散。若

口干足热，为肝肾阴虚，用益阴肾气丸。

附治验

《薛案》：一寡妇耳内外作痛，不时寒热，脉上鱼际。此血盛之症，用小柴胡加生地，以抑其血而愈。又项间结核如贯珠，寒热晡热，用加味归脾汤、加味逍遥散，调补肝脾而愈。

一妇人性急，或耳内作痛，或耳外赤肿，发热胁胀，日晡益甚。余以为怒气伤肝，气血俱虚，朝用加味逍遥散加黄柏、桔梗，夕用归脾汤送地黄丸而愈。

小柴胡汤　治肝胆经症，寒热往来，晡热潮热，身热，默默不欲饮食，或怒火口苦耳聋，咳嗽发热，胁下作痛，甚者转侧不便，两胁痞闷，或泻利咳嗽，或吐酸食苦水，皆用此方主之。

柴胡二钱　黄芩炒，一钱　人参　半夏七分　甘草炙，五分

上姜水煎服。加山栀、丹皮为加味小柴胡汤。

柴胡清肝散　治肝胆三焦风热、怒火以致项胸作痛，或头目不清，或耳前后肿痛，或寒热体疼。

柴胡　黄芩炒，五分　人参　山栀炒　川芎　连翘　桔梗八分　甘草五分

上水煎服。

瘰　疬

妇人瘰疬，或因忧思郁怒，或因胎产经行，则肝胆脾

肾受伤，以致前症。盖肝伤则血燥，血燥则筋挛，累累如贯珠，多生耳前后、胸胁间。若寒热肿痛，乃肝气动而为病，用柴胡栀子散，以清肝火为主，佐以逍遥散以养肝血。若寒热既止而核不消，乃肝经之血亦病矣，用加味四物汤，以养肝血为主，佐以柴胡栀子散，以清肝火。若初生如豆，附着于筋，肉色不变，内热口干，精神倦怠，久不消溃，乃肝脾亏损，切不宜用散坚追毒之剂。故《外台秘要》云：肝肾虚热则生瘰矣。《病机》云：瘰疬不系膏粱丹石之毒，因虚劳气郁所致。补形气，调经脉，其疮当自消散。若误下之，先犯病禁经禁矣。若久溃不敛，脉浮大，邪火盛也，面色㿠白，金克木也，皆不治。凡瘰疬，赤脉贯瞳子，有几条则几年死，无则可治。

附治验

《薛案》：一病妇面黄体倦，咽酸嗳气。余以为中气虚弱，欲用补中益气汤，加茯苓、半夏，不信，反降火利气，胸膈痞满，病疮肿痛。又散坚利气，嗳气不绝，大便不实，四肢时冷。余曰：今变中气虚寒矣。用六君子汤加姜、桂，少用升麻、柴胡，渐愈；更佐以补中汤，寻愈。

一妇人患此嗳气，用降火清胃，食少吞酸，胸膈痞闷；用利气消导，吐痰气促，饮食日少；用清热化痰，大便坚涩，内热身瘦。余曰：吞酸嗳气，脾胃气虚也；胸痞痰喘，脾肺气虚也；大便坚涩，内热日瘦，脾肺血虚也。遂以补中益气加炒黑吴茱萸三分数剂，佐以六味丸，诸症顿退，乃用归脾汤、逍遥散，间服而愈。

一妇人项核肿痛，察其气血俱实，先以必效散一服去之，更以益气养荣汤三十余剂，补之而消。盖此症初起而血气虚弱者，先用前汤，待其气血稍充，乃用必效散以去其毒，仍用补药无不奏效。若已成脓者，即针而补托之。气血复而核不消者，服散坚之剂。倘不应而气血如故，仍以必效散、养荣汤。又不应，灸肘尖、肩髃二穴，用豆豉饼、琥珀膏自愈。若气血壮实，不用追蚀，亦能自腐。用药以腐之者，使易于收敛耳。若血虚而用追蚀，不惟无益，适以取败。凡不慎饮食七情者，不治。

连翘饮子 治肝胆经气滞，瘰疬结核，或乳内结核者。

连翘　川芎　瓜蒌仁研　皂角刺炒　橘叶　青皮　甘草节　桃仁一钱

上水煎服。

必效散 治瘰疬，未成者消，已溃者敛。须元气无亏者可服，若孕妇禁饵。

南鹏砂二钱半　轻粉一钱　麝香五钱　斑蝥四十枚，去头翅，同糯米炒，去米　巴豆五粒，去壳心膜　白槟榔一个

上为末，每服一钱，五更用滚汤调下。如小水涩滞，或微痛，此病毒欲下也，进益元散，一服即下。此方斑蝥、巴豆似为峻厉，然用巴豆乃解斑蝥之毒，用者勿畏。

琥珀膏 治颈项或腋下初结小核，渐如连珠，溃而脓

水不绝，或漏症者。

琥珀一两　丁香　桂心　朱砂　木香　松香　白芷
防风　当归　木通　木鳖子肉，五钱　麻油二斤

上先用琥珀等六味为末，其余药入油煎焦黑，滤去
柤①，徐徐入黄丹，再煎，软硬得中，入前末即成膏矣。

针头散　治一切顽疮，内有瘀肉，或疬核不化，疮口
不合，宜此药腐之。

赤石脂五钱　乳香　白丁香　砒霜生用　黄丹一钱　轻
粉　麝香五钱　蜈蚣一条，炙干

上为末，搽瘀肉上，其肉自化。若疮口小，用糊和作
细条，阴干纴②之。凡疮久不合者，内有脓管，必须用之。

结　核

妇人结核，皆因郁怒，亏损肝脾，或因胎产经行，失
于调养，或因暴怒触动胆火。若结于项侧耳前后，或胸胁
肿痛，或发寒热，属胆经风热怒火，宜用柴胡清肝散加钓
藤、山栀，以养血气，清肝火。若结于肉里，其色不变，
晡热内热，属肝火血虚，宜用加味逍遥散加龙胆草以养肝
血，清肝火。或结于肢节，或累累如贯珠，其色不变，亦
肝火血燥而筋挛，宜用柴芍参苓散加钓藤以养血气，佐以
六味丸以生肾水。若时消时作，此气滞而痰结也，用归

---

① 柤（zhā 渣）：渣滓。《龙龛手鉴·木部》："柤，煎药余也。"
② 纴（rèn 任）：本义指织布帛的纱缕，此指穿、引之义。

脾、六君二汤，以调和脾肺之气，并佐以海藻丸。若溃而核不腐，或肉不生，或脓水清稀，肌寒肉冷，自汗盗汗，寒热内热，面色萎黄，食少体倦，便利不调者，五脏皆虚也，但用补中益气、加味六君子二汤，调补脾胃，以滋诸脏，则各症自退。故经云：形伤则痛，气伤则肿，慎不可轻用行气活血之剂，以复伤也。

附治验

《薛案》：一妇人经事不调，肢体结核，如榛如豆，不计其数，隐于肉里，其色不变，三年余矣，大按则痛。或投以降火消毒，乃不按自痛，发热作渴，日晡益甚，经水过期，左关脉数。此肝火血燥也，用清肝益荣汤六十余剂，诸症悉愈，惟项核未消。又以当归龙荟丸数服，及八珍汤加柴胡、山栀，三十余剂而痊。

一妇人久郁怒，胸胁、内股、外臁各结核，寒热往来，经候不调，胸膈不利，饮食少思，大便不调，左关弦洪，左寸弦数，右关弦紧，右寸弦浮。余谓：左关弦洪，肝经热也；左寸弦数，木生火也；右关弦紧，肝克脾也；右寸弦浮，木侮金也。法当生肝血，遂用加味四物汤而诸症退，用加味逍遥散而经候调，用加味归脾汤而愈。

柴芍参苓散 治肝胆经部分结核、瘰疬、瘤瘕等症；或肝血燥热，脾气虚弱，发热少食。

柴胡　芍药炒　人参　茯苓　白术炒　山栀炒　陈皮
当归一钱　牡丹皮　甘草五分

上姜枣水煎服。

清肝益荣汤 治肝胆经风热血燥，筋挛结核，或作瘰子。

柴胡　山栀炒，五分　龙胆草酒拌，炒黑，五分　当归　川芎　芍药炒，一钱　熟地黄　白术炒　木瓜　茯苓　薏苡仁五分　甘草三分

上水煎服。

流　注

妇人流注，或因忧思郁怒，亏损肝脾，或因产后劳役，复伤气血，以致营气不从，逆于肉理，腠理不密，外邪客之，或湿痰流注，或跌扑血滞，或产后恶露，则气流而注，血注而凝，或生于四肢关节，或流于胸腹腰臀，或结块，或漫肿，皆属虚损。急用葱熨及益气养荣汤，则未成者自消，已成者自溃。若肿起作痛，起居如常，饮食如故，属病气有余，形气未损者，尚可治。若漫肿微痛，起居倦怠，饮食少思，属形气、病气俱不足，最为难治。不作脓，或脓成不溃，气血虚也，用八珍汤，或十全大补汤，补中益气加茯苓、半夏，皆可选用。凡溃而寒凝，疮口不敛者，用豆豉饼祛散之。其溃而有脓，管不敛者，用针头散腐化之。若不补气血，不节饮食，不慎起居，不戒七情，或用寒凉克伐者，俱不治。

附治验

《薛案》：一妇人因怒，胁下肿痛，胸膈不利，脉息沉

滞。此营气郁遏为肿，用方脉流气饮数剂少愈。以小柴胡对二陈加青皮、桔梗、贝母，数剂顿退，更以小柴胡对四物，二十余剂而痊。

一妇人素郁结，肩臂各肿如覆杯。余以为肝脾亏损，用加味逍遥散百余剂，元气复而肿消。后因劳役怒气，经行不止，服凉血之剂，其血如崩。余以为此因脾气复伤下陷，而血从之，朝用补中益气汤，夕用加味归脾汤而愈。

一妇人患前症，溃后发热。余以为气血俱虚。彼不信，乃服败毒表散之药，果发大热，竟至不救。夫溃疡虽有表症发热，宜以托里为主，而佐以表散之剂，况于瘰疬流注乎！

仙方活命饮 治一切疮疡，未成者即散，已成者即溃。又止痛消毒之良剂也。

白芷　贝母　防风　赤芍　归尾　甘草节　皂刺炒　穿山甲炙　天花粉　乳香　没药一钱　金银花　陈皮三钱

上用酒一大碗，煎五七沸服。

托里消毒散 治疮疽元气虚弱，或行攻伐不能溃散，服之未成即消，已成即溃，腐肉即去，新肉即生。

人参　黄芪盐水拌炒　当归　川芎　芍药炒　白术炒　茯苓一钱　金银花　白芷七分　甘草五分

上水煎服。

豆豉饼 治疮疡肿硬不溃，或溃不敛，并一切顽疮恶疮。用江西豆豉为末，唾津和作饼，大如钱，厚如三文，置患处，加艾壮于上灸之，干则易之。若背疮大者，用漱口水和饼覆患处，铺艾于上灸之。如未成者则消，已成者能杀其毒，有不效者，乃气血虚也，为不治。

血 风 疮

妇人血风疮，因肝脾肺经风热，或郁火血燥所致。其外症或身发疙瘩瘙[1]痒，或加丹毒痒痛，或搔破脓水淋漓[2]；其内症月经失常，小便不调，夜热内热，自汗盗汗，憎寒恶寒，肢体倦怠，饮食不甘，寒热往来。主治之法，若发热作痛，属肝经风热，用当归饮加柴胡、山栀。若寒热作痛，属肝脾郁火，用小柴胡加山栀、黄连。若疙瘩瘙痒，属肺经风热，用清热消风散。若愈后身起白屑，搔则肌肤如帛所隔，此气血虚，不能荣于腠理，用十全大补汤。若用风药以治其外，则阴血复伤，反致他症矣。

附治验

《薛案》：一妇人性躁患之，寒热口苦，胁痛耳鸣，腹胀溺涩年余矣。此属肝火伤脾，用四君子加柴胡、炒山栀、炒龙胆数剂，更与逍遥散兼服而疮愈。又与六味丸及逍遥散，七十余剂而愈。

一妇人日晡身痒月余，口干，又月余成疮，服祛风治

---

① 瘙：原作"搔"，据本篇"若疙瘩瘙痒，属肺经风热"改。
② 漓：原作"离"，据本篇下文"服祛风治疮之剂，脓水淋漓"改。

疮之剂，脓水淋漓，午前畏寒，午后发热，殊类风症。余谓：此肝火伤脾，外邪所搏，先用补中益气加山栀、钓藤，又以逍遥散加川芎、贝母而愈。

一妇人瘙痒发热，日晡益甚，皮肤赤晕，月经过期。此血虚而有热也，以逍遥散加熟地，热止痒退。更以四物加柴胡、参、芪、炙草、茯苓调理，遂愈。

当归饮 治血热瘾疹痒痛，脓水淋漓，发热等症。

当归　白芍　川芎　生地　白蒺藜炒　黄芪一钱　防风　荆芥　何首乌不见铁器　甘草五分

上水煎服。

神效当归膏 治一切疮疡，瘙痒疼痛，去腐肉，生新肉，其效如神。如洗拭换膏，必须预备，即贴之，新肉畏风故也。如用白蜡尤好。此药生肌止痛，补血续筋，故与新肉相宜。

当归　生地　黄蜡一两　麻油六两

上先将当归、地黄入油煎黑，去粗，入蜡熔化，候冷搅匀，即成膏矣，如用白蜡减半。

足跟疮肿

妇人足跟足指肿痛，足心发热者，皆因胎产经行，失于调摄，亏损足三阴，虚热所致。若肿痛，或出脓，用六味丸为主，佐以八珍汤。胃虚懒食，佐以六君子汤。寒热内热，佐以逍遥散。晡热益甚，头目不清，佐以补中益气汤。痰盛作渴，或口舌生疮，亦用前二药，以滋化源。大凡发热，晡热内热，自汗盗汗等症，皆阴虚假热也。故丹溪谓：火起九泉，阴虚之极也。盖足跟乃督脉发源之所，肾经所过之地，若不求其属而泛用寒凉，则误甚矣，然俗谓兔啮疮者，益猎人被兔咬足跟，久而不敛，气血沥尽，其人必死。男子酒色过度者，多患此症。

附治验

《薛案》：一妇人足跟患肿痛，两腿酸软，或赤或白，或痛或痒，后或如无皮，或如皱裂，日晡至夜，胀痛焮热。此属足三阴虚损，用加减八味丸，及逍遥散，加熟地、川芎，百余剂而愈。

一妇人劳则足跟热痛，余作阴血虚，用八珍而痊。后遍身瘙痒，服风药，发热抽搐，肝脉洪数。此肝家血虚，火盛而生风，以天竺、胆星为丸，用四物、麦冬、五味、芩、连、炙草、山栀、柴胡，煎送而愈。

一妇人两足发热，足跟作痛，日晡热甚。余谓肾肝血虚，用逍遥散、六味丸五十余剂，诸症悉愈。

乳痈乳岩

经云：乳头属足厥阴肝经，乳房属足阳明胃经。若乳房忽壅肿痛，结核色赤，数日之外，焮痛胀溃，稠脓涌出，脓尽而愈，此属胆胃热毒气血壅滞，名曰乳痈，为易治。若初起内结小核，或如鳖棋子，不赤不痛，积之岁月渐大，巉岩崩破，如熟瘤，或内溃深洞，血水滴沥，此属肝脾郁怒气血亏损，名曰乳岩，为难疗。治法，焮痛寒热，宜发表散邪。肿焮痛甚，宜疏肝清胃。或不作脓，脓成不溃，宜用托里。或肌肉不生，脓水清稀，宜补脾胃。或脓出反痛，恶寒发热，宜补气血。慎不可用克伐之剂，复伤脾胃也。乳岩初患，用益气养荣汤、加味逍遥散、加味归脾，可以内消。若用行气破血之剂，则速亡。

附治验

《薛案》：一妇人久郁，右乳内肿硬。此肝经血症也，用八珍加远志、贝母、柴胡、青皮及隔蒜灸，兼神效瓜蒌散，两月余而痊。

一妇人因怒，左乳作痛发热，因表散太过，肿热殊甚。用益气养荣汤数剂，热止脓成。因不即针，益肿胀热渴。针之脓大泄，仍服前汤，月余而痊。

一妇人脓成胀痛，余欲针之，不从，至数日，针出败脓三四碗许，虚症蜂起，几至危殆，用大补之剂，两月余始瘥。

一妇人左乳内肿如桃，不痛不赤，发热渐瘦。此肝脾郁怒也，用八珍汤加香附、远志、青皮、柴胡百余剂，又兼神效瓜蒌散三十余剂，脓溃而愈。

一妇人禀实性躁，怀抱久郁，左乳内结一核，按之微痛。此皆气血郁滞，以连翘饮十余剂少退。更以八珍加青皮、香附、桔梗、贝母，二十余剂而愈。

一妇人右乳内结三核，年余不消，朝寒暮热，饮食不甘。此肝脾气血亏损，内服益气养荣汤，外以木香饼熨之，年余血气复而消。

神效瓜蒌散 治乳痈及一切痈疽初起，肿痛即消，脓成即出，脓出即愈。

瓜蒌一个，烂研　生粉草　当归酒洗，半两　乳香　没药一钱

上用酒煎服，良久再服。若肝经血虚结核而不消，佐以四物、柴胡、升麻、白术、茯苓、甘草。若肝脾气血虚弱，以四君、芎、归、柴胡、升麻。若忧郁伤脾气血亏损，佐以归脾汤。

玉露散 治产后乳脉不行，或身体壮热，头目昏痛，大便涩滞等症。

人参　白茯苓　桔梗炒　川芎　白芷　当归　芍药一钱　甘草五分

上水煎服。

校注后记

一、作者生平考

《济阴宝筏》是妇科著作，作者刘常棐，字惇五，号云溪，太平（今山西襄汾汾城）北良陌人，国子监肄业，孝义、猗氏、天镇三县训导，生卒年代及生平事迹不详。根据其刻印书籍所题年月及自序中"时余方就童子试，先伯每呼余就坐，谈今日所医何症，所处何方，几无虚日……庚子丁，先君文林公艰，游学太谷珮中任先生之门"等记载推测，刘氏生于清代乾隆年间。

二、版本源流考证

据《中国中医古籍总目》2007年12月第1版记载及实地版本调研，结果表明：目前国内《济阴宝筏》现存版本有2种：一是藏于中国科学院国家科学图书馆的刻本，二是藏于天津中医药大学图书馆刻本。其中中国科学院国家科学图书馆的刻本高23.8cm，宽14.7cm，半叶10行24字，白口，四周双边，单鱼尾。天津中医药大学图书馆的刻本高23.8cm，宽14.7cm，半叶10行24字，白口，四周双边，单鱼尾；因年久虫蛀致使部分文字残缺，书中有"瑞祥健记"印章；残本，存卷只有方论2卷，及卷一到卷十。两种版本相对照，二者排版相同，字体、格式、版面及具体内容一样，综上认为两者属同一版本。本次校注以中国科学院国家科学图书馆馆藏的清嘉庆十七年壬申（1812）先德堂刻本为底本，以通行本《薛氏医案》《绛雪园古方选注》《医家心法》《医方集解》等书为他校本进行整理。

三、著作内容与学术影响考评

《济阴宝筏》是一部妇科疾病辨证施治的经验集注。全书分方论和病证两大部分，其中方论部分单独列出方论2卷，共载方27首，主要是用于调理脾、肾、肝等治本之方，如六味丸、八味丸、补中益气汤、归脾汤、六君子汤、四君子汤等；方论部分多引用王晋三《绛雪园古方选注》，少部分引用高鼓峰《医家心法》中的二十五法方论内容。病证16卷多引用《薛氏医案》中所注释的陈良甫《妇人大全良方》，并对方证不合之处进行了删繁补略，还集录了汪石山（汪机）、许学士（许叔微）、江篁南（江瓘）、江应宿（江瓘之子）、滑伯仁（滑寿）、汪讱庵（汪昂）、吴茭山（吴球）、虞恒德（虞抟）诸家验案及10例自己的医案。从病因、病机乃至证治方面，采集各家之言，兼收并蓄，聚而成篇。其内容以经、带、胎、产及妇女常见病、多发病为主线，按病证分类，相类的病证大致编为一卷。其卷一为调经门，包括月经和带下病，卷二至卷七为杂症门，卷八为求嗣门，论述备孕的注意事项、妊娠脉诀及怀孕后的饮食及药物禁忌，卷九至卷十一为妊娠门，卷十二为产难门，论述了导致难产的原因、难产的2种病证、生死脉诀，并摘录了杨子建的《十产论》，卷十三至卷十五为产后门，涉及产后护理及36种产后病证，卷十六为疮疡门，主要记录妇人8种外科疾病的诊治。每病先论述病因、病机、症状、治法、方药等，并列举不同医家的治验及常用方。所载医案，案前冠以该医家通名，内容大致包含病因、病机、症状、诊断、治疗等项，所述病因病机清晰，辨证要点明确，方药妥帖。不但反映了前贤的精湛医术及其临证经验，也反映了刘常棐本人妇产科的学术观点。具体体现在以下几个方面。

1. 强调七情对妇产科疾病的影响

刘氏论述妇产科疾病病因，强调七情在妇产科疾病发生发展中的作用，尤其对多怒、思虑等情志对疾病的影响，除了提纲挈领的论述外，在各种病证中也反复强调。如月经不调，多因郁怒伤肝，或忧思伤脾所致，他列举的自己治疗闭经五个月的病案，因"郁怒伤肝，肝木克土。肝藏血，脾统血，土气一败，则生化之源绝"。在妊娠病中，胎动不安、胎漏下血、妊娠心痛、堕胎、胎气不长、妊娠中风、子淋、尿血、鬼胎等，均将郁怒伤肝脾、怒动肝火、脾气受伤作为主要的病因病机。认为正常的生活环境对妇女的健康十分重要，孀妇、室女等容易因沉思积虑而产生各种妇科病证。

2. 注重辨证论治在诊断中的作用

在妇产科疾病诊断中，刘氏继承薛立斋的思想，注重辨证论治基本原则，并与理法方药紧密结合在一起。如将月水不断分别辨为郁结伤脾、郁怒伤肝、脾气虚弱、元气虚弱、热伤元气五类，"主治之法，郁结伤脾用归脾汤；郁怒伤肝逍遥散；脾气虚弱，六君子汤；元气下陷，补中益气汤加炒黑蒲黄；热伤元气，前汤加五味、麦冬、炒黑黄柏"。医案中也明确提出这一思想，如小便淋沥不通中指出"辨温凉厚薄之味，审察病机，斯无失也"。此外刘氏在有限的 10 例个人验案中，每例均有症状，根据证候特点简要阐述病机、证名、立法、方药，也反映出辨证论治的思维模式。

3. 重视肝脾肾在治疗中的地位

刘氏在对妇产科疾病的治疗中，重点在于肝脾肾，用药也偏于温补，多用调补脾肾、养血和肝，经常选用补中益气丸、六味地黄丸、逍遥散等方。如暴崩下血病，尤其体现这一特点。指出：因脾胃亏损不能摄血归源，用六君加芎、归、柴胡；若因肝经之火而血下行，用奇效四物汤；若肝经风热而血妄行，用加味逍遥散；若脾经郁结而血不归经，用归脾加柴、栀、丹皮。特别是潮热、咳嗽、脉数时，乃元气虚弱，假热之脉，尤当用人参温补。刘氏 10 例个案中涉及 10 种疾病也体现补脾生肝滋肾治疗之法，主要使用逍遥散、补中益气丸、归脾丸、六味地黄丸这类方剂。

　　此外书中有些观点和方法受道家影响较明显，还有些不合科学的迷信思想。如痨瘵各注、梦与鬼交及妊娠的饮食禁忌篇反映了这些问题。限于当时认识水平，不必苛责，虽当摒弃，但为不损该书原貌，给予保留。

总 书 目

I

诊　　法

针灸推拿

卫生编

袖珍方

仁术便览

古方汇精

圣济总录

众妙仙方

李氏医鉴

医方丛话

医方约说

医方便览

乾坤生意

悬袖便方

救急易方

程氏释方

集古良方

摄生总论

辨症良方

活人心法（朱权）

卫生家宝方

寿世简便集

医方大成论

医方考绳愆

鸡峰普济方

饲鹤亭集方

临症经验方

思济堂方书

济世碎金方

揣摩有得集

亟斋急应奇方

乾坤生意秘韫

简易普济良方

内外验方秘传

名方类证医书大全

新编南北经验医方大成

临证综合

医级

医悟

丹台玉案

玉机辨症

古今医诗

本草权度

弄丸心法

医林绳墨

医学碎金

医学粹精

医宗备要

医宗宝镜

医宗撮精

医经小学

医垒元戎

医家四要

证治要义

松厓医径

扁鹊心书

素仙简要

慎斋遗书

折肱漫录

丹溪心法附余